訂補薬性提要解説

森 由雄

はじめに

　本書は、江戸時代に出版された本草学の入門書である『訂補薬性提要』(1837^{ていほやくせいていよう}
年刊)を解説したものである。『訂補薬性提要』は、入門書として簡潔で要を
得ており、漢方を学ぶ者にとって有用な内容である。現代においてもなお、
初学者から専門家にいたるまで臨床に役立つ書物であると考え解説すること
にした。

　『訂補薬性提要』の元となる『薬性提要』は、1804年に多紀元簡によって
著されたものであり、この書物を元にして後に山本高明の訂補による『訂補
薬性提要』が出版された。医史学の権威である小曽戸洋博士は『薬性提要』
について、「多紀元簡(1755〜1810)の著になる薬物書。不分巻一冊。文化
四年(1804年)刊。一般に用いられる薬物について、実用を目的にその薬能
を簡潔に記したもの。のち山本高明の訂補になる『訂補薬性提要』〔天保八年
(1837年)刊〕も出版された」(『日本漢方典籍辞典』)と述べられている。

　本書では、『訂補薬性提要』を解説するにあたって、便宜上、生薬に番号
を付した。原文は漢文なので、筆者が和訓したものを〔原文〕とし、次に〔解
説〕を付した。『薬性提要』(多紀元簡著)の体裁に従って生薬の出典、和名は
削除した。参考までに現代中国での効能は『中薬学』(上海科学技術出版社
1989年)を主に引用し、『中薬学』として示した。

　本書は、2016年から月刊『漢方療法』(たにぐち書店)に連載した内容に加
筆訂正したものである。

2020年1月、泥亀書屋にて

森　由雄

目　　次

1 甘草 (かんぞう)

〔原文〕 甘平。脾胃の不足を補う。十二経を通行し、急を緩める。諸薬を協和させ、百薬の毒を解す。

〔解説〕 甘草は、脾胃を補い、諸薬を調和させ、解毒の作用があり、四君子湯、補中益気湯、甘草湯、桂枝湯などに配合される。甘草は『神農本草経』には「毒を解す」、『名医別録』には「中を温む」「経脈を通ず」「百薬の毒を解す」とある。甘草の副作用として、偽アルドステロン症を発症することが知られている。

現代中国では、補気薬として分類され、甘草の効能は、「脾を補い気を益す。肺を潤し咳を止める。急を緩め痛を止める。薬性を緩和する」(『中薬学』) とある。

甘草は、マメ科のウラルカンゾウ *Glycyrrhiza uralensis* Fischer、ナンキンカンゾウ *Glycyrrhiza glabra* L. などの根及び匍匐茎である。グリチルリチン酸 2.5% 以上を含むものとされている。

2 黄耆 (おうぎ)

〔原文〕 黄耆。甘温。表を固め、汗を止む。脾胃を補い、元気を益す。膿を排し、内托す。

〔解説〕 黄耆は、気虚に用いる。黄耆建中湯、防已黄耆湯、玉屏風散、千金内托散などに配合される。黄耆は、『神農本草経』には「癰疽、久敗瘡、膿を排し」「虚を補う」とある。『名医別録』には「丈夫の虚損、五労羸痩を補い」「気を益す」とある。内托とは、気血を補う薬を用いて毒を持ち上げて、体外に排出することである。

現代中国では、補気薬として分類され、黄耆の効能は、「気を補い陽を昇らす。衛を益し表を固む。毒を托し肌を生ず。水を利し腫を退く」(『中薬学』) とある。

黄耆 Astragali Radix は、マメ科のキバナオウギ *Astragalus membranaceus* Bunge 又はナイモウオウギ *Astragalus mongholicus* Bunge の根。

3　人参 (にんじん)

〔原文〕人参。甘微寒。大いに元気を補い、津液を生じ、精神を安んず、血脈を通ず。

（解説）人参は、気虚に用い、四君子湯、六君子湯などにも配合される。『神農本草経』には、「五臓を補う」「精神を安んず」とある。『名医別録』には、「消渇を止む」「血脈を通ず」とある。人参一味の独参湯は、大出血の治療に用いる。

　現代中国では、補気薬として分類され、人参の効能は「大いに元気を補う。脾を補い肺を益す。津を生じ渇を止める。神を安んじ智を増す」(『中薬学』)とある。

　人参は、ウコギ科 Araliaceae のオタネニンジン *Panax ginseng* C.A.Meyer の根である。

4　沙参 (しゃじん)

〔原文〕沙参。甘苦微寒。肺火を瀉し、陰血を補う。

（解説）沙参は、咳の治療に用いる。『神農本草経』には「寒熱を除き」「中を補う」「肺気を益す」とある。『名医別録』には、「結熱邪気を療す」とある。『漢方診療医典』には「鎮咳、去痰剤で気管支炎に用いる」とある。

　現代中国では、補陰薬として分類され、沙参の効能は「肺を清め陰を養う、胃を益し津を生ずる」(『中薬学』)とある。沙参には南沙参 (キキョウ科) と北沙参 (セリ科) の二つが記載され、通常、沙参は、南沙参 (キキョウ科) のことである。北沙参 (セリ科) はハマボウフウのことであり、清上防風湯に含まれる。

　沙参は、キキョウ科 Campanulaceae の *Adenophora gmelinii* Fisch.var. *latifolia* (Fisch) Kitagawa form.densipila (Kitagawa) Kitamura、ツリガネニンジン *Adenophora triphylla* (Thunb) A.DC.,などの根である。

5　丹参 (たんじん)

〔原文〕 丹参。苦平。心に入る。瘀を去る。血を生ずる。

〔解説〕 丹参は、瘀血を除く作用があり、冠心２号方に配合される。『神農本草経』には、「寒熱積聚を治す」「癥を破り、痕を除く」とある。『名医別録』には、「血を養う」「心腹痼疾結気を去る」とある。『本草備要』には、丹参一味は四物湯と同じ効能があるとある。

　現代中国では、活血化瘀薬として分類され、丹参の効能は「血を活し瘀を去る。血を涼し癰を消す。血を養い神を安ず」(『中薬学』) とある。

　丹参は、シソ科 Labiatae のタンジン *Salvia miltiorrhiza* Bunge の根である。

6　白朮 (びゃくじゅつ)

〔原文〕 白朮。甘苦。温。湿を燥す。脾を補う。小便を利す。泄瀉を止める。

〔解説〕 白朮は、脾を補う作用があり、真武湯や理中湯などに配合される。白朮は『神農本草経』では、「風寒湿痺を治す」とある。『名医別録』には、「痰水を消す」「皮間の風水結腫を逐う」「霍乱、吐下止まざるを除く」とある。

　現代中国では、補気薬として分類され、白朮の効能は「気を補い脾を健やかにす。湿を燥し水を利す。汗を止め胎を安んず」(『中薬学』) とある。

　白朮は、キク科 Compositae のオオバナオケラ *Atractylodes ovata* の根茎を乾燥したもの。朮には、現代では、白朮と蒼朮があるが、古い時代では、白朮と蒼朮の区別はない。蒼朮は、キク科 Compositae 蒼朮 *Atractylodes lancea* (Thunb.) DC. ホソバオケラの根茎である。

7　遠志 (おんじ)

〔原文〕 遠志。苦辛温。心腎を補う。志を強め智を益す。健忘驚悸を治す。

〔解説〕 遠志は、鎮静の作用があり、精神神経疾患に用いられ、帰脾湯、加味帰脾湯などに配合される。遠志は『神農本草経』には、「智慧を益し」「耳目聡明にす」「忘れず、志を強くし力を倍す」とある。『名医別録』には、「心

気を定め、驚悸を止む」「精を益す」とある。

　現代中国では、安神薬として分類され、精神を安定させる薬物として位置づけされている。遠志の効能は「心を寧らかにし神を安らかにす。痰を去り竅を開く。癰腫を消す」(『中薬学』) とある。

　遠志は、ヒメハギ科 Polygalaceae のイトヒメハギ *Polygala tenuifolia* Willdenow の根である。

8　独活 (どっかつ)

〔原文〕独活。辛苦平。伏風を駆逐し、湿を除く。

〔解説〕独活は、鎮痛薬として関節炎、関節リウマチなどに用い、独活寄生湯などに配合される。『神農本草経』には「痛を止む」、『名医別録』には「百節の痛風を療す」とある。

　現代中国では、祛風湿薬として分類され、独活の効能は「風湿を去る。痛を止める。表を解す」(『中薬学』) とある

　独活は、セリ科 Apiaceae のシシウド *Angelica pubescens* やウコギ科 Araliaceae のウド *Aralia cordata* Thunberg の根である。現在日本では、ウドが独活として流通している。

9　羌活 (きょうかつ)

〔原文〕羌活。辛苦平。遊風を発散し、湿に勝つ。

〔解説〕羌活は、鎮痛薬として用い、大防風湯、川芎茶調散などに配合される。
　現代中国では、解表薬として分類され、羌活の効能は「表を解し寒を散ずる。風を祛り湿に勝つ。痛を止める」(『中薬学』) とある。

　羌活は、セリ科 Umbelliferae の *Notopterygium incisum* Ting ex H.T. Chang 又は *Notopterygium forbesii* Boissieu の根、又は根茎。

10　防風 (ぼうふう)

〔原文〕防風。辛甘微温。表を発す。肺を清す。風湿を去る。頭目滞気

を散ず。

〔解説〕 防風は、発汗、鎮痛薬として用いる。『神農本草経』には、「頭眩痛、悪風風邪、目盲見る所無きものを治す」とある。大防風湯、防風通聖散、川芎茶調散、疎経活血湯、桂枝芍薬知母湯、十味敗毒湯などに含まれている。

　現代中国では、解表薬として分類され、防風の効能は「風を去り表を解す。湿に勝つ。痛を止める。痙を解す」(『中薬学』)とある。

　防風は、セリ科 Apiaceae のボウフウ *Saposhnikovia divaricata* Schischkin の根及び根茎である。

〔注〕 痙は、けいれんのこと。

11　細辛 (さいしん)

〔原文〕 細辛。辛温、風寒を散ず。停水を行らす。頭風脳痛を治す。

〔解説〕 細辛は、頭痛や鼻閉の治療薬として用いる。小青竜湯、麻黄附子細辛湯、苓甘姜味辛夏仁湯、立効散などに含まれている。頭風脳痛は、激しい頭痛のことである。『神農本草経』には「頭痛、脳動を治す」とある。『名医別録』には、「中を温む」「水道を利す」「齆鼻 (はなづまり) を除く」とある。

　現代中国では、温裏薬 (又は解表薬) として分類され、細辛の効能は「風を去り、寒を散じ痛を止める。肺を温め飲を化す。鼻竅を宣通する」(『中薬学』)とある。

　細辛は、ウマノスズクサ科 Alistolochiaceae のケイリンサイシン *Asarum heterotropoides* var. *mandshuricum*、ウスバサイシン *Asarum sieboldii* の全草である。

12　黄連 (おうれん)

〔原文〕 黄連、苦寒。心に入る。火を瀉す。肝を鎮め血を涼す。湿熱を清し鬱を散ず。

〔解説〕 黄連は、健胃、消炎の効能がある。黄連解毒湯、半夏瀉心湯、黄連湯などに配合される。『神農本草経』には、黄連は「腸澼、腹痛、下利を治す」、

『名医別録』には「久しく下る泄澼、膿血を主る」とある。

　現代中国では、清熱燥湿薬として分類され、黄連の効能は「熱を清し湿を燥す。火を瀉し毒を解す」(『中薬学』) とある。

　黄連は、キンポウゲ科 Ranunculaceae のシナオウレンの *Coptis chinensis* FRANCH.、日本産は、オウレン *Coptis japonica* Makino の根茎である。

(注) 腸澼は、血性の下痢便を生ずる急性腸炎や潰瘍性大腸炎様の疾患。

13　肉蓯容 (にくじゅよう)

(原文) 肉蓯容。甘酸鹹。微温。腎を補い血を滋む。髄を益す。腸を滑らかにす。

(解説) 肉蓯容は、下剤として用いる。『神農本草経』では、肉蓯容は「五臓を養い、陰を強め、精気を益し、子を多くす」とある。『名医別録』では「腰痛を除く」とある。

　現代中国では、補陽薬として分類され、肉蓯容の効能は「腎を補い陽を助け、腸を潤し便を通ず」(『中薬学』) とある。

　肉蓯蓉は、ハマウツボ科 Orobanchaceae のホンオニク　肉蓯蓉 *Cistanche salsa*（C.A.Mey.）G.Beck, 蓯蓉 *Cistanche deserticola* Y.S.Ma, の全草である。

14　巴戟天 (はげきてん)

(原文) 巴戟天。甘辛。微温。腎を補い、風を去る。

(解説) 巴戟天は、陽を補う効果があり、勃起不全、腰痛に用いる。『神農本草経』には「大風邪気、陰痿不起を治す」とある。『名医別録』には「精を益す。男子を利す」とある。

　現代中国では、補陽薬として分類され、巴戟天の効能は「腎を補い陽を助け、風を去り湿を除く」(『中薬学』) とある。

　巴戟天は、アカネ科 Rubiaceae 巴戟天 *Morinda officinalis* How. の根である。

15 竜胆 (りゅうたん)

〔原文〕 竜胆。大苦。大寒。肝の火を瀉し、下焦の湿熱を除く。

〔解説〕 竜胆は、健胃、消炎の効果があり、竜胆瀉肝湯に含まれている。竜胆は、『神農本草経』には「驚癇、邪気を治す」とある。『名医別録』には、「熱泄下痢を除く」「肝胆気を益し、驚惕を止め」とある。

　現代中国では、清熱薬として分類され、竜胆の効能は「熱を清し湿を燥す。肝の火を瀉す」(『中薬学』) とある。

　竜胆は、リンドウ科 Gentianaceae の多年生植物である、トウリンドウ *Gentiana scabra* の根である。

16 柴胡 (さいこ) 〔茈胡 (さいこ)〕

〔原文〕 柴胡、苦微寒。少陽の邪を発す。熱を退け、陽を升らす。結気を散ず。経血を調え虐を治す。

〔解説〕 柴胡は、抗炎症作用、解熱作用などがあり、小柴胡湯、大柴胡湯、柴胡桂枝湯、柴胡加竜骨牡蛎湯などに含まれている。『神農本草経』では「腸胃中結気を去る」「寒熱邪気を去る」とある。『名医別録』には「諸の痰熱結實を除く」とある。

　現代中国では、辛涼解表薬として分類され、柴胡の効能は「和解し、熱を退け、肝を疏し鬱を解す。陽気を升挙す」(『中薬学』) とある。

　胡は、セリ科 Apiaceae のミシマサイコ *Bupleurum scorzonerifolium* の根である。

17 貝母 (ばいも)

〔原文〕 貝母。苦辛。微寒。肺を清す。痰を化す。結を散ず。熱を除く。

〔解説〕 貝母は、鎮咳去痰剤として用い、三物白散、当帰貝母苦参丸に配合される。『神農本草経』には「傷寒煩熱を治す」とある。『名医別録』には「腹中結実を療す」「欬嗽上気を療す」「煩熱渇を止む」とある。

　現代中国では、化痰止咳平喘薬として分類され、貝母の効能は「痰を化す。

咳を止め、熱を清し、結を散ず」とある。

　貝母は、ユリ科 Liliaceae のアミガサユリ　浙貝母 *Fritillaria thunbergii* Miq. 川貝母 *Fritillaria cirrhosa* D.Don などの鱗茎である。

18　玄参 （げんじん）

〔原文〕玄参。苦鹹。微寒。陰を滋す。火を瀉す。咽喉を利す。班疹を消す。

〔解説〕玄参は、解熱、抗炎症作用の薬であり、『神農本草経』には「腎気を補う」、『名医別録』には、「中風傷寒を主る」「身熱支満を主る」とある。

　現代中国では、清熱涼血薬として分類され、玄参の効能は「熱を清す。毒を解す。陰を養う」（『中薬学』）とある。

　玄参は、ゴマノハグサ科 Scrophulariaceae の玄参 *Scrophularia ningpoensis* Hemsl. の根である。

19　秦艽 （じんきゅう）

〔原文〕秦艽。苦辛。微温。風湿を去る。血を活かす。筋を栄す。

〔解説〕秦艽は、鎮痛剤として用いられ、関節炎、関節リウマチなどに用いられる。『神農本草経』には、秦艽の効能は「寒湿風痺、肢節痛を治す。水を下し、小便を利す」とある。『名医別録』には、「通身攣急（全身痙攣）を療す」とある。

　現代中国では、去風湿薬として分類され、秦艽の効能は「風湿を去る。筋絡を舒ばす。虚熱を清す」（『中薬学』）とある。

　秦艽は、リンドウ科 Gentianaceae の秦艽 *Gentiana macrophylla* PALLAS、小秦艽 *G.dahurica* FISCHER などの根である。

20　紫草 （しそう）

〔原文〕紫草、甘鹹寒。血を涼し、血を活かす。熱を清め、腸を滑らかにす。

(解説) 紫草は、紫根ともいい解毒作用があり、紫根牡蛎湯として乳癌に用い、紫雲膏として熱傷、痔核に用いる。紫草は、『神農本草経』には、紫草の効能は「心腹邪気、五疸を治す。中を補い。気を益す。九竅を利し、水道を通ず」とある。『名医別録』には、「腹腫脹満痛を療す」「小児瘡及び面皶を療す」とある。

　現代中国では、清熱薬として分類され、紫草の効能は「血を涼し、血を活かす。毒を解す。疹を透す」(『中薬学』)とある。

　紫草は、硬紫草、紫根である。紫根はムラサキ科 Boraginaceae のムラサキ *Lithospermum erythrorhizon* Siebold et Zuccarini の根である。

21　白薇 (はくび)

(原文) 白薇、苦鹹寒。陰気を利す。水気を下す。

(解説) 白薇は、解熱、強壮作用があり、マラリア、肺結核に用いる。『名医別録』には、「水気を下す。陰気を利す」とある。『訂補薬性提要』と記載が一致する。

　現代中国では、清熱薬として分類され、白薇の効能は「熱を清し、血を涼し、尿を利し淋を通ず。毒を解す。創を療す」(『中薬学』)とある。

　白薇は、ガガイモ科 Asclepiadaceae のフナバラソウ　白薇 *Cynanchum atratum* Bunge、シロバナオオカモメズル　蔓生白薇 *Cynanchum versicolor* Bunge の根である。

22　茅根 (ぼうこん)

(原文) 茅根、甘寒。火を瀉す。噦を止む。瘀血を消す。小便を利す。

(解説) 茅根は、消炎、利尿作用がある。『神農本草経』には「瘀血、血閉、寒熱を除く、小便を利す」とある。『名医別録』には、「婦人崩中を治す」とある。

　現代中国では、止血薬として分類され、の効能は「血を涼す、血を止む、熱を清す、尿を利す」(『中薬学』)とある。茅根は、白茅根と同じである。

　茅根は、イネ科 Poaceae のチガヤ　白茅 *Imperata cylindrica* (L.) P.Beauv.

の根茎である。消炎、利尿作用がある。

23 苦参 (くじん)

〔原文〕苦参。苦寒。湿を燥す。火を瀉す。風を去る、虫を殺す。

【解説】苦参は、湿疹に用いられ、三物黄芩湯、帰母苦参丸に配合される。『神農本草経』には、「水を逐う」とある。『名医別録』には、「九竅を利し」とある。

　現代中国では、清熱薬として分類され、苦参の効能は「熱を清す。湿を燥す。風を去る。虫を殺す。尿を利す」（『中薬学』）とある。

　苦参は、マメ科 Leguminosae のクララ Sophora flavescens Ait. の根である。

24 知母 (ちも)

〔原文〕知母。苦寒。肺、胃の熱瀉す。陰気を滋す。腎の燥を潤す。消渇を治す。

【解説】知母は、解熱の作用があり、白虎湯、酸棗仁湯などに含まれている。『神農本草経』には「消渇熱中を治す」「邪気、肢体浮腫を除く、水を下す」「不足を補い、気を益す」とある。『名医別録』には「傷寒、久瘧の煩熱を療す」とある。どにも含まれる。

　現代中国では、清熱薬として分類され、知母の効能は「熱を清し火を瀉す。陰を滋す。燥を潤す」（『中薬学』）とある。

　知母は、ユリ科 Liliaceae のハナスゲ Anemarrhena asphodeloides Bunge の根茎である。

25 淫羊藿 (いんようかく)

〔原文〕淫羊藿。辛寒。血液を補う。精気を益す。

【解説】淫羊藿は、強壮剤として知られている。『神農本草経』には、「陰痿、絶傷、茎中痛を治す」「気力を益す」とある。『名医別録』には、「筋骨を堅む」「丈夫久服すれば、人をして子を無さしめる」とあり健康な者が長期間にわ

たって服用すると不妊症になるという記載がある。

　現代中国では、補陽薬として分類され、淫羊藿の効能は「腎を補う。陽を壮す。風を去り湿を除く」(『中薬学』) とある。

　淫羊藿は、メギ科 Berberidaceae の *Epimedium pubescens* Maximowicz、*Epimedium brevicornum* Maximowicz、*Epimedium wushanense* T.S.Ying、ホザキイカリソウ *Epimedium sagittatum* Maximowicz、キバナイカリソウ *Epimedium koreanum* Nakai、イカリソウ *Epimedium grandiflorum* Morren var. thunbergianum Nakai 又はトキワイカリソウ *Epimedium sempervirens* Nakai の地上部である。

26　黄芩 (おうごん)

〔原文〕黄芩、苦平。火を瀉す。湿を除く。黄を去る。熱利を止む。

〔解説〕黄芩は、消炎剤で、大柴胡湯、小柴胡湯、黄芩湯、黄連解毒湯、半夏瀉心湯に配合される。『神農本草経』には「諸熱黄疸、腸澼、泄利を治す」とある。『名医別録』には「痰熱、胃中熱、小腹絞痛を療す」「小腸を利す」とある。『本草綱目』には、李時珍自身の治験例が記載されている。一月以上持続する熱性呼吸器感染症に対して黄芩一味を煎じ服用して治癒したというものである。

　現代中国では、清熱薬として分類され、黄芩の効能は「熱を清す。湿を燥す。火を瀉す。毒を解す。血を止める。胎を安んず」(『中薬学』) とある。

　黄芩は、シソ科 Labiatae のコガネバナ *Scutellaria baicalensis* Georgi の周皮を除いた根である。

27　白鮮皮 (はくせんひ) 〔白蘚 (はくせん)〕

〔原文〕白鮮皮。苦寒。湿熱を除く。関節を通ず。諸黄、風痺を治す。

〔解説〕白鮮皮は、痒み止めの効果があり、湿疹に用いる。『神農本草経』には、「頭風黄疸を治す」「湿痺死肌 (知覚障害)、屈伸起止、行歩すべからざるものを治す」とある。

現代中国では、清熱薬として分類され、白鮮皮の効能は「熱を清す。毒を解す。湿を除く。痒を止める」(『中薬学』)とある。

白蘇皮は、ミカン科 Rutaceae のハクセン *Dictamnus dasycarpus* Turcz. の根の皮である。

28　地楡 (じゅ)

〔原文〕地楡。苦酸。微寒。下焦に入り血熱を除く。腸風を治す。

〔解説〕地楡は、止血剤として用いられる。『神農本草経』には「帯下病を治す」とある。『名医別録』には「産後内塞を補う」とある。

現代中国では、止血薬として分類され、地楡の効能は「血を涼し止血す。毒を解す。瘡を斂す」(『中薬学』)とある。

地楡は、バラ科 Rosaceae のワレモコウ *Sanguisorba officinalis* L. の根である。

29　桔梗 (ききょう)

〔原文〕桔梗。苦辛平。肺に入り熱を瀉す。痰を除き咳を治す。頭目を清す。咽喉を利す。滞気を散ず。薬を載せ上に浮く。

〔解説〕桔梗は咽痛に効果があり、桔梗湯、十味敗毒湯、小柴胡湯桔梗石膏に配合される。『名医別録』には「寒熱風痺を除く」「喉咽痛を療す」とある。

現代中国では、化痰薬として分類され、桔梗の効能は「肺気を開宣す。痰を去る膿を排す」(『中薬学』)とある。

桔梗は、キキョウ科 Campanulaceae のキキョウ *Platycodon grandiflorum* A.De Candolle の根である。

30　白頭翁 (はくとうおう)

〔原文〕白頭翁。苦寒。血を涼す。熱利を治す。

〔解説〕白頭翁は、熱性の下痢を治療する効能があり、白頭翁湯に配合される。『神農本草経』には、「血を逐い、痛を止む」とある。

現代中国では、清熱薬として分類され、白頭翁の効能は「熱を清す。毒を解す。血を涼す」(『中薬学』)とある。

白頭翁は、キンポウゲ科 Ranunculaceae のヒロハオキナグサ *Pulsatilla chinensis* (Bunge) の根である。

31 白及 (びゃくきゅう)

(原文) 白及。苦辛平。肺に入る。吐血を止む。癰腫を治す。

(解説) 白及は、止血剤として用いられる。『神農本草経』には、「癰腫悪瘡敗疽を治す」とある。

現代中国では、止血薬として分類され、白及の効能は「斂を収め血を止む。腫を消す。肌を生ず」(『中薬学』)とある。

白及は、ラン科 Orchidaceae シラン 白及 *Bletilla striata* (Thunb.) Reichb. fil. の地下塊茎である。

32 蒼朮 (そうじゅつ)

(原文) 蒼朮。苦温。胃を燥す。湿を除く。鬱を散ず。痰を逐う。

(解説) 蒼朮は、健胃薬として用いられ、平胃散、真武湯、理中湯、疎経活血湯、二朮湯、消風散などに配合される。朮には、現代では、白朮と蒼朮があるが、『神農本草経』の時代では、白朮と蒼朮の区別はない。古方の処方で朮と表現された生薬は、すべて現代の蒼朮を用いる。

現代中国では、芳香化湿薬として分類され、蒼朮の効能は「湿を燥す。脾を健やかにす。風湿を去る」(『中薬学』)とある。

蒼朮は、キク科 Compositae のホソバオケラ *Atractylodes lancea* De Candolle、*Atractylodes schinensis* Koidzumi 又はそれらの雑種の根茎である。

33 萎蕤 (いずい) 〔玉竹 (ぎょくちく)〕

(原文) 萎蕤。甘平。心肺を潤す。風湿を去る。

〔解説〕萎蕤は、津液を補う効果があり、益胃湯（温病条弁）、玉竹麦冬湯（温病条弁）などに配合される。『神農本草経』には、「中風暴熱を治す」「諸不足を治す」とある。

現代中国では、補陰薬として分類され、萎蕤の効能は「陰を滋す。肺を潤す。津を生ず。胃を養う」（『中薬学』）とある。

萎蕤は、玉竹と同じであり、ユリ科 Liliaceae のアマドコロ *Polygonatum officinale* ALL. の根茎である。

34 黄精 (おうせい)

〔原文〕黄精。甘平。心肺を潤す。精髄を填す。

〔解説〕黄精は、強壮剤として糖尿病などに用いる。『名医別録』には、黄精の効能は「補中益気を主る」「五臓を安んず」とある。

現代中国では、補陰薬として分類され、黄精の効能は「肺を潤す。陰を滋す。脾を補う。気を益す」（『中薬学』）とある。

黄精は、ユリ科 Liliaceae のナルコユリ *Polygonatum falcatum* A. Gray、カギクルマバナルコユリ *Polygonatum sibiricum* Redoute、*Polygonatum kingianum* Collett et Hemsley 又は *Polygonatum cyrtonema* Hua の根茎を、通例、蒸したものである。

35 升麻 (しょうま)

〔原文〕升麻。甘辛微苦寒。風邪を解散す。火鬱を升発す。一切の熱毒及び咽痛口瘡を治す。

〔解説〕升麻は、抗炎症作用があり、乙字湯、補中益気湯、升麻葛根湯、、立効散、辛夷清肺湯などに含まれている。『神農本草経』には「百毒を解す」とある。『名医別録』には「毒を解す」「中悪、腹痛を主る」「風腫諸毒、喉痛口瘡を主る」とある。

現代中国では、解表薬として分類され、升麻の効能は「表を発す。疹を透す。熱を清す。毒を解す。陽を升らす。陥を挙げる」（『中薬学』）とある。

升麻は、キンポウゲ科 Ranunculaceae のサラシナショウマ *Cimicifuga*

simplex Turczaninow、*Cimicifuga dahurica* Maximmowicz、又は *Cimicifuga foetida* Linn、又は *Cimicifuga heracleifolia* Komarov の根茎である。

36　前胡 (ぜんこ)

〔原文〕前胡、辛甘平。表を解す。気を下す。風痰を治す。

〔解説〕前胡は、鎮咳去痰剤として用い、『名医別録』には「風頭痛を療し主る。痰実を去る。気を下し、傷寒寒熱を治す」とある。

　現代中国では、化痰止咳平喘薬としてとして分類され、前胡の効能は「気を降す。痰を去る。風熱を宣散する」(『中薬学』) とある。

　前胡 は、 セリ科 Umbelliferae の 白花前胡 *Peucedanum praeruptorum* Dunn. の根である。

37　天麻 (てんま) 〔赤箭 (せきぜん)〕

〔原文〕天麻。辛温。肝に入り痰を疎す。諸風眩掉及び小児驚癇を治す。

〔解説〕天麻は、めまいに効果がある。半夏白朮天麻湯などに用いられる。

　現代中国では、平肝息風薬として分類され、天麻の効能は「風を息て痙を止む。肝を平にし陽を潜む」(『中薬学』) とある。

　天麻は赤箭ともいい、ラン科 Orchidaceae のオニノヤガラ 天麻 *Gastrodia elata* Blume の塊茎を蒸したものである。

〔注〕疎は、うといこと。眩は、めまいのこと。掉は、ふるえること。驚癇は、痙攣性疾患のこと。

38　延胡索 (えんごさく)

〔原文〕延胡索。辛温。血中の気滞、気中の血滞を行らす。内外諸痛を治す。

〔解説〕延胡索は、疼痛の治療に用いる。安中散に含まれている。

　現代中国では、活血祛瘀薬として分類され、延胡索の効能は「血を活かす。気を行らす。痛を止める」(『中薬学』) とある。

延胡索は、ケシ科 Papaveraceae のカラエンゴサク *Corydalis turtschaninovii Besser forma yanhusuo* Y.H.Chou et C.C.Hsu の塊茎である。

39　胡黄連 （こおうれん）

〔原文〕**胡黄連。苦寒。心熱、疳熱を去る。肝胆を益す。**

〔解説〕胡黄連は、熱を清す効果がある。

　現代中国では、清熱薬として分類され、胡黄連の効能は「虚熱を退く。疳熱を除く。湿熱を清す」（『中薬学』）とある。

　ゴマノハグサ科 Scrophulariaceae の *Picrorhiza kurrooa* Royle ex Bentham 又は *Picrorhiza scrophulariiflora* Pennell の根茎である。

40　山慈姑 （さんじこ）

〔原文〕**山慈姑。甘微辛平。小毒あり。熱を清す。結を散ず。毒を解す。**

〔解説〕山慈姑は、腫瘍に対して用いられるが効果は不明である。

　現代中国では、清熱薬として分類され、山慈姑の効能は「熱を清す。毒を解す。癰を消す。結を散ず」（『中薬学』）とある。

　山慈姑は、ラン科 Orchidaceae のサイハイラン *Cremastra appendiculata* Makino の球茎である。

41　蘭草 （らんそう）

〔原文〕**蘭草。辛平。気分に走る。水を利す。悪を避け、痰を除く。**

〔解説〕蘭草は、佩蘭ともいい、利尿作用がある。『神農本草経』には「水道を利す」『名医別録』には「胸中の痰癖を除く」とある。

　現代中国では、芳香化湿薬として分類され、蘭草の効能は「湿を化す。暑を解す」（『中薬学』）とある。

　蘭草は、キク科 Compositae のフジバカマ *Eupatorium fortunei* Turcz. の全草である。

42 木香 (もっこう)

〔原文〕木香。辛苦温。諸気を降す。肝を疏す。脾を和す。鬱を開く。食を消す。一切の気痛を治す。

〔解説〕木香は、健胃薬として用いら、香砂六君子湯などに配合される。『名医別録』には「行薬の精なり」とある。

　現代中国では、理気薬として分類され、木香の効能は「気を行らす。中を調う。痛を止む」(『中薬学』) とある。

　木香は、キク科 Compositae のモッコウ 木香 *Saussurea lappa* Clarke の根である。

43 蛇床子 (じゃしょうし)

〔原文〕蛇床子。辛苦温。腎を補う。風寒湿を去る。婦人陰冷痒痛を治す。

〔解説〕蛇床子は、陰部搔痒症に対して外用で用い、蛇床子散に配合される。『神農本草経』には「男子陰痿湿痒を治す。痺気を除き、関節を利す」とある。『名医別録』には「婦人の子臓を熱せしむ」とある。

　現代中国では、外用薬として分類され、蛇床子の効能は「腎を温め陽を壮にす。寒を散じ風を去る。湿を燥し虫を殺す」(『中薬学』) とある。

　蛇床子は、セリ科 Umbelliferae のオカゼリ 蛇床 *Cnidium monnieri* (L.) Cusson の果実である。

44 当帰 (とうき)

〔原文〕当帰。甘温。血を補う。燥を潤す。内寒を散ず。諸瘡瘍を主る。

〔解説〕当帰は、補血の重要な生薬であり、当帰芍薬散、当帰建中湯、十全大補湯に配合される。『神農本草経』には「欬逆上気を治す」「諸悪瘡瘍、金創を治す」とある。『名医別録』には「中を温む」とある。

　現代中国では、補血薬として分類され、当帰の効能は「血を補う。血を活かす。痛を止める。腸を潤す」(『中薬学』) とある。

　当帰は、日本ではセリ科 Umbelliferae のトウキ *Angelica acutiloba*

Kitagawa 又はホッカイトウキ *Angelica acutiloba* Kitagawa var. *sugiyamae* Hikino の根を通例、湯通ししたものである。中国産の当帰は *Angelica sinensis* の根である。

45 川芎 (せんきゅう)

〔原文〕 芎藭。辛温。風湿脳に入り、頭疼、寒痺を治す。血を補う。燥を潤す。

〔解説〕 川芎は、補血、鎮痛、駆瘀血作用があり、当帰芍薬散、川芎茶調散、四物湯、続命湯、芎帰膠艾湯、温経湯などに配合される。『神農本草経』には、「中風脳に入るもの、頭痛、寒痺を治す」とある。『名医別録』には、「諸寒、冷気を治す」とある。

現代中国では、活血去瘀薬として分類され、川芎の効能は「血を活かし気を行らす。風を去り痛を止む」(『中薬学』) とある。

川芎は、芎藭と同じであり、セリ科 Umbelliferae のセンキュウ *Cnidium officinale* Makino の根茎を通例、湯通ししたものである。

46 芍薬 (しゃくやく)

〔原文〕 芍薬。苦平。血脈を和す。陰気を収む。中を緩む。痛を止む。

〔解説〕 芍薬は、補血、止痛の作用があり、当帰芍薬散、芍薬甘草湯に配合される。『神農本草経』には、「邪気腹痛を治す。血痺を除く」「痛を止む」とある。『名医別録』には、「血脈を通順す。中を緩む。」「腹痛、腰痛を治す」とある。

現代中国では、補血薬として分類され、芍薬の効能は「血を養う。陰を斂す。肝を柔らかくし、痛を止む。肝陽を平らにし抑える」(『中薬学』) とある。

芍薬は、ボタン科 Paeoniaceae のシャクヤク *Paeonia lactiflora* Pallas の根である。

47　牡丹皮 (ぼたんぴ)

〔原文〕 牡丹皮。辛寒。血を和す。癥堅を破る。瘀血を去る。

【解説】 牡丹皮は、駆瘀血作用があり、温経湯、桂枝茯苓丸、加味逍遙散、八味地黄丸、六味地黄丸に配合される。牡丹皮は、『神農本草経』には「癥堅瘀血を除く」、『名医別録』には「頭痛、腰痛を除く」とある。

　現代中国では、清熱涼血薬として分類され、牡丹皮の効能は「熱を清す。血を涼す。血を活かす。瘀を散ず」(『中薬学』) とある。

　牡丹皮は、キンポウゲ科 Ranunculaceae のボタン 牡丹 *Paeonia suffruticosa* Anderews の根皮である。

48　白芷 (びゃくし)

〔原文〕 白芷。辛温。風湿を散ず。頭痛、牙疼、鼻淵及び婦人血証を治す。

【解説】 白芷は、鎮痛剤として用い、川芎茶調散に配合される。『神農本草経』には「風頭目を侵し涙出づるを治す」、『名医別録』には「風痛を治す。」とある。

　現代中国では、解表薬として分類され、白芷の効能は「表を解す。寒を散ず。風を去る。湿に勝つ。痛を止む」(『中薬学』) とある。

　白芷 は、 セリ科 Umbelliferae の ヨロイグサ 白芷 *Angelica dahurica* Bentham et Hooker filius ex Franchet et Savatier の根である。

49　紫蘇 (しそ) 〔蘇葉 (そよう)〕

〔原文〕 紫蘇。辛微温。汗を発す。気を下す。魚毒を解す。子は肺を潤す。気を下す。喘咳を定む。腸胃を寛ぐ。

【解説】 紫蘇は、蘇葉と同じであり、発汗作用、気をめぐらせる作用があり、香蘇散に含まれている。原文の「子」は紫蘇の種子である。紫蘇は、『名医別録』には「気を下すを主る」とある。

　現代中国では、解表薬として分類され、紫蘇の効能は「表を発す。寒を散ず。気を行らす。中を寛ぐ。魚蟹毒を解す」(『中薬学』) とある。

紫蘇は、シソ科 Labiatae のシソ *Perilla frutescens* Britton var. *acuta* Kudo 又はチリメンジソ *Perilla frutescens* Britton var. *crispa* Decaisne の葉及び枝先である。

50　荊芥 (けいがい)

〔原文〕荊芥。辛苦温。風湿を散ず。頭目を清す。血脈を通ず。班疹瘡疥を治す。

〔解説〕荊芥は、発汗作用があり、皮膚病に使われる。『神農本草経』には「瘡を治す」、『本草綱目』には「風熱を散ず」「頭目を清す」とある。『神農本草経』には仮蘇としての記載がある。荊芥は、十味敗毒湯に含まれている。

　現代中国では、解表薬として分類され、荊芥の効能は「風を去る。表を解す。血を止む」(『中薬学』) とある。

　荊芥は、シソ科 Labiatae のケイガイ *Schizonepeta tenuifolia* Briquet の花穂である。

51　藁本 (こうほん)

〔原文〕藁本。辛温。風寒湿を去る。頭疼、脳に連なるを治す。

〔解説〕藁本は、『神農本草経』には「風頭痛を除く」とある。

　現代中国では、解表薬として分類され、藁本の効能は「表を発す。寒を散ず。風を去る。湿を勝す。痛を止む」(『中薬学』) とある。

　藁本は、セリ科 Umbelliferae の遼藁本 *Ligusticum jeholense* Nakai et Kitag.、藁本 *Ligusticum sinense* Oliv. の根と根茎である。

52　沢蘭 (たくらん)

〔原文〕沢蘭。苦微温。血を和す。鬱を散ず。水を消す。

〔解説〕沢蘭は、駆瘀血剤であるが、日本漢方では頻用される生薬ではない。『神農本草経』には「乳婦内衄を治す」「大腹水腫を治す」「身面四肢浮腫を治す」とある。

現代中国では、活血去瘀薬として分類され、沢蘭の効能は「血を活かす。水を行らす。腫れを消す」(『中薬学』)とある。

沢蘭は、シソ科 Labiatae のシロネ *Lycopus lucidus* Turcz. の全草である。

53　香薷 (こうじゅ)

(原文) 香薷。辛温。肌の熱を解す。小便を利す。清暑の要薬と為す。

(解説) 香薷は、発汗、利尿作用がある。『名医別録』には「霍亂、腹痛、吐下を主る。水腫を散ずる」とある。『本草綱目』には、「香薷は、冬に麻黄を用いる如く、夏の解表薬である」とある。

現代中国では、解表薬として分類され、香薷の効能は「汗を発す。表を解す。中を和す。湿を化す。水を利す。腫を消す」(『中薬学』)とある。

香薷は、シソ科 Labiatae のナギナタコウジュ *Elsholtzia splendens* の全草である。

54　草荳蔲 (そうずく)

(原文) 草荳蔲。辛温。中を温む。気を下す。口臭を去る。酒肉毒を解す。

(解説) 草荳蔲は、健胃薬として用いる。『名医別録』には、「中を温め、心腹痛、嘔吐を主る。口臭気を去る」とある。

現代中国では、芳香化湿薬として分類され、草荳蔲の効能は「湿を燥す。中を温む。気を行らす」(『中薬学』)とある。

豆蔲は、ショウガ科 Zingiberaceae のソウズク *Alpinia katsumadai* Hayata の成熟種子を乾燥したもの。

55　良姜 (りょうきょう)　(高良姜 (こうりょうきょう))

(原文) 良姜。辛熱。胃を煖む。寒を散ず。疼を定む。

(解説) 鉛良姜は、高良姜ともいい、体を温める効果がある。安中散に含まれる。

現代中国では、温裏薬として分類され、良姜の効能は「中を温む。痛を止

む」(『中薬学』) とある。

良姜は、ショウガ科 Zingiberaceae の *Alpinia officinarum* Hance の根茎を乾燥したもの。

56 香附子 (こうぶし)

〔原文〕香附子。甘苦平。一切の気疾を治す。十二経を通行す。血を順す。胎産百病を治す。

〔解説〕香附子は、鎮静の効能がある。川芎茶調散、香蘇散、女神散にに含まれる。

現代中国では、理気薬として分類され、香附子の効能は「肝を疏し気を理す。経を調え痛を止む」(『中薬学』) とある。

香附子は、カヤツリグサ科 Cyperaceae のハマスゲ *Cyperus rotundus* L. の根茎を乾燥したもの。

57 鬱金 (うこん)

〔原文〕鬱金。辛苦寒。心熱を涼す。肝鬱を散ず。血を破る。気を下す。

〔解説〕鬱金は、食品としても用いられ、カレー粉の原料となる。現在の鬱金は日本と中国では基原が異なる。鬱金 (日本) の基原は、ウコン *Curcuma longa* であり、鬱金 (中国) の基原は、ハルウコン *Curcuma aromatica* である。*Curcuma longa* は、中国では、姜黄と呼ばれている。『新修本草』(岡西為人復元本) には、「鬱金、味辛苦寒。毒無し。血積を主る。気を下す。肌を生ず。血を止める。悪血を破る。血淋、尿血、金瘡を主る」(筆者訳) とある。

現代中国では、活血去瘀薬として分類され、姜黄の項目に効能は「血を破る。気を行らす。経を通ず。痛を止む」(『中薬学』) とある。

鬱金は、ショウガ科 Zingiberaceae のウコン *Curcuma longa* である。

58 姜黄 (きょうおう)

〔原文〕辛、苦、寒。気を行らす。血を破る。風を除く。腫を消す。

（解説）日本での姜黄 *Curcuma aromatica* は、中国では鬱金である。『新修本草』（岡西為人復元本）には、「姜黄、味辛苦大寒。毒無し。心腹結積疰忤を主る。気を下す。血を破る。風熱を除く。癰腫を消す。功力は於郁金より烈しい」とある。

　現代中国では、活血去瘀薬として分類され、中国での鬱金の項目に効能は「血を破る。気を行らす。経を通ず。痛を止む」（『中薬学』）とある。

　姜黄は、ショウガ科 Zingiberaceae のハルウコン *Curcuma aromatica* である。

59　肉荳蔲 (にくずく)

（原文）肉荳蔲、辛、温、脾胃を暖む。食を消す。大腸を濇す。

（解説）肉荳蔲は、胃腸薬として用いられる。『薬性論』には「能く、小児吐逆、乳下らざる、腹痛を主る。宿食を消さざるもの、痰飲を治す。」とある。

　現代中国では、収渋薬として分類され、肉荳蔲の効能は「中を温む。気を行らす。腸を渋る。瀉を止む」（『中薬学』）とある。

　肉荳蔲は、ニクズク科 Myristicaceae のニクズク *Myristica fragrans* の種子である。

60　舶茴香 (はくういきょう)　（大茴香 (だいういきょう)）（八角 (はっかく)）

（原文）舶茴香、辛、熱、腰腎を温む。胃を開く。食を下す。寒疝を治す。

（解説）舶茴香は、別名として大茴香、八角、八角茴香などがあり、大茴香、八角などの呼称が一般的である。中華料理の香辛料として用いられる。インフルエンザの治療薬であるオセルタミビルの原料として知られている。トウシキミの果実の八角の成分シキミ酸を原料にして化学反応により生産する。『中薬学』には「小茴香の効能と近い」とある。

　舶茴香は、モクレン科 Magnoliaceae の *Illicium verum* Hook. f. の果実（トウシキミ）である。

61 小茴香 (しょうういきょう)

〔原文〕小茴香、辛、平。気を理む。胃を開く。寒疝を治す。

〔解説〕小茴香は、料理に用いられる。スパイスのフェンネルである。

　現代中国では、温裏薬として分類され、小茴香の効能は「寒を去り痛を止める。気を理し胃を和す」(『中薬学』) とある。

　小茴香は、セリ科 Umbeliferae のウイキョウ *Foeniculum vulgare* MILL. の成熟果実である。

62 薄荷 (はっか)

〔原文〕薄荷。辛涼。風熱を消散す。頭目を清す。咽喉の病を治す。

〔解説〕薄荷は、発汗剤であり、加味逍遙散、清上防風湯、荊芥連翹湯などに含まれている。

　現代中国では、解表薬として分類され、薄荷の効能は「風熱を疎散す。頭目を清利す。咽を利す。透疹す」(『中薬学』) とある。

　薄荷は、シソ科 Labiatae のハッカ *Mentha arvensis* L. var. *piperascens* MALINVAUD の葉。

63 莪朮 (がじゅつ)

〔原文〕莪朮。辛苦温。痃癖、心腹、諸気を主る。気中の血滞を破る。

〔解説〕莪朮は、健胃薬として用いられる。

　現代中国では、活血去瘀薬として分類され、莪朮の効能は「血を破り瘀を去る。気を行す痛を止める」(『中薬学』) とある。

　莪朮は、ショウガ科 Zingiberaceae のガジュツ *Curcuma zedoaria* ROSC. の根茎。

64 三稜 (さんりょう)

〔原文〕三稜。苦平。積聚を散ず。気を行す。血中の気滞を破る。

〔解説〕三稜は、鎮痛剤として用いられる。三稜と莪朮は、腫瘍性の病変に対して一緒に用いられることがある。

　三稜は、ミクリ科 Sparganiaceae のミクリ *Sparganium stoloniferum* BUCH.-HAM. の塊根。

65　補骨脂 （ほこつし）

〔原文〕補骨脂。辛苦温。丹田を暖む。元陽を壮す。小便を固める。

〔解説〕補骨脂は、強壮剤として用いられ、陽が不足した病態（勃起不全など）を治療する。日本漢方ではあまり用いられない。

　現代中国では、補陽薬として分類され、補骨脂の効能は「腎を補い陽を壮す。精を固め尿を縮す。脾を温め瀉を止める」（『中薬学』）とある。

　補骨脂は、マメ科 Leguminosae のオランダビユ *Psoralea corylifolia* L. の成熟種子。

66　益智子 （やくちし）

〔原文〕益智子。辛熱。心腎を補う。精を濇す。鬱を開く。気を通ず。食を進む。

〔解説〕益智子は、益智仁と同じであり、健胃薬として用いられる。日本漢方ではあまり用いられない。

　現代中国では、補陽薬として分類され、益智子の効能は「脾を温め胃を開き唾を摂す。腎を暖め精を固め尿を縮す」（『中薬学』）とある。

　益智子は、ショウガ科 Zingiberaceae のハナミョウガ属植物 *Alpinia oxyphylla* MIQ. の成熟果実。

67　縮砂仁 （しゅくしゃじん）

〔原文〕縮砂仁。辛温。脾胃を和す。滞気を通ず。食を消す。胎を安ず。嘔を止める。

〔解説〕縮砂仁は、砂仁と同じであり、健胃薬として用いられる。

現代中国では、芳香化湿薬として分類され、縮砂仁の効能は「湿を化す。気を行す。中を温む。胎を安ず」(『中薬学』)とある。

縮砂仁は、ショウガ科 Zingiberaceae の *Amomum xanthioides* WALL の種子。

68 白荳蔲 (びゃくずく)

〔原文〕白荳蔲。辛温。脾胃を暖む。食を化す。気を行す。膨満を寛ぐ。

〔解説〕白荳蔲は、健胃薬として用いられる。日本漢方ではあまり用いられない。

現代中国では、芳香化湿薬として分類され、白荳蔲の効能は「湿を化す。気を行す。中を温む。嘔を止める」(『中薬学』)とある。

白荳蔲は、ショウガ科 Zingiberaceae のビャクズク属植物 *Amomum kravanh* PIERRE ex GAGNEP. の成熟果実。

69 甘松香 (かんしょうこう)

〔原文〕甘松香。甘温。諸気を理む。脾鬱を解す。

〔解説〕甘松香は、甘松ともいい、健胃薬として用いられる。日本漢方ではあまり用いられない。

現代中国では、理気薬として分類され、甘松香の効能は「気を行らし、痛を止める。鬱を開き脾を醒ます」(『中薬学』)とある。

甘松香は、オミナエシ科 Valerianaceae の *Nardostachys chinensis* BATAL. の根茎。

70 蓽茇 (ひはつ)

〔原文〕辛熱。胃寒を除く。気を下す。食を消す。

〔解説〕蓽茇 (蓽発) は、健胃薬として用いられる。日本漢方ではあまり用いられない。

現代中国では、温裏薬として分類され、蓽茇の効能は「中を温め痛を止む」

（『中薬学』）とある。

　蓽菝は、コショウ科 Piperaceae のヒハツ *Piper Longum* L. の未成熟果穂。

71　藿香 (かっこう)

〔原文〕辛甘。微温。中を和す。胃を開く。嘔を止める。悪を避く。食を進む。

〔解説〕藿香は、健胃薬として用いられる。『名医別録』には、「風水毒腫を療す。悪気を去る。霍乱心痛を療す」とある。藿香正気散に含まれている。夏季の嘔吐下痢症に用いたことがあり、有効であった。

　現代中国では、芳香化湿薬として分類され、藿香の効能は「湿を化す、暑を解す、嘔を止める」(『中薬学』) とある。

　藿香は、シソ科 Labiatae のパチョリ *Pogostemon cablin* BENTH. の全草、又は葉。

72　草菓 (そうか)

〔原文〕辛熱。気を破る。痰を除く。食を消す。積を化す。瘧を截（た）つ。

〔解説〕草菓は健胃薬して用いられる。日本漢方ではあまり用いられない。

　現代中国では、利水滲湿薬として分類され、草菓の効能は「湿を燥す。中を温む。虐を截つ」(『中薬学』) とある。

　草菓は、ショウガ科 Zingiberaceae のビャクヅク属植物 *Amomum tsao-ko* CREVOST et LEM. の成熟果実。

73　菊花 (きくか)

〔原文〕菊花。甘苦平。頭風、眩運を主る。目血を養う。翳膜を去る。熱を除く。

〔解説〕菊花は、眼の病気に用いられる。『神農本草経』には、「風頭、頭眩、腫痛、目脱せんと欲し、涙出で、皮膚死肌、悪風湿痺を治す」とある。『名医別録』には「胸中の煩熱を除き、腸胃を安んじ、五脈を利し、四肢を調え

る」とある。

　現代中国では、解表薬として分類され、菊花の効能は「風を疏し、熱を清し、毒を解す、目を明らかにす」(『中薬学』)とある。

　菊花は、キク科 Compositae のキク *Chrysanthemum morifolium* HEMSL. L 及びその品種の頭花。

74　牛膝 (ごしつ)

〔原文〕牛膝。苦酸平。肝腎を補う。筋骨を強め。諸薬を引き、下行す。悪血を散ず。

〔解説〕牛膝は、膝痛などに効果があり、『神農本草経』には、「寒湿痿痺、四肢拘攣、膝痛みて屈伸すべからざるを治す」とある。『名医別録』には、「老人失溺を療し、中を補う」「腰脊痛、婦人月水不通、血結を除く。精を益す」とある。牛車腎気丸に含まれる。

　現代中国では、活血去瘀薬として分類され、牛膝の効能は「血を活かす瘀を去る。肝腎を補う。筋骨を強める。尿を利し淋を通ず。血を引き下へ下す」(『中薬学』)とある。

　牛膝は、ヒユ科 Amaranthaceae のイノコズチ属植物 *Achyranthes bidentata* BL. あるいは同科の *Cyathula officinalis* KUAN の根である。

75　麦門冬 (ばくもんどう)

〔原文〕麦門冬。甘微苦寒。心を清む。肺を潤す。熱を除く。嗽を定む。嘔を止める。

〔解説〕麦門冬は、咳を止め、潤す効能がある。『神農本草経』には「羸痩短気を治す」とある。『名医別録』には、「虚労客熱、口乾燥渇を主る」「肺気を定め、五臓を安んず」とある。麦門冬湯などに含まれている。

　現代中国では、補陰薬として分類され、麦門冬の効能は「肺を潤す。陰を養う。胃を益す。津を生ず。心を清す。煩を除く」(『中薬学』)とある。

　麦門冬は、ユリ科 Liliaceae の多年草、ジャノヒゲ *Ophiopogon japonicus*

Ker-Gawler、コヤブラン *Liriope spicata* Lour. の根の膨らんだ部分である。

76　生地黄 (しょうじおう)

(原文) 生地黄。甘苦。大寒。火を瀉す。血逆を治す。

(解説) 生地黄は、生の地黄であり、鮮地黄ともいう。実際に入手して用いることは困難である。『神農本草経』には、「折跌絶筋、傷中を治す。血痹を逐い、骨髄を填め、肌肉を長ず」とある。『名医別録』には、「五臓内傷不足を補い、血脈を通じ、気力を益し、耳目を利す」とある。

　現代中国では、清熱涼血薬として分類され、生地黄の効能は「熱を清す。血を涼す。陰を養う。津を生ず」(『中薬学』)とある。

　生地黄は、ゴマノハグサ科 Scrophulariaceae の *Rehmannia glutinosa* LIBOSCH. 又はその変種のカイケイジオウ var. *hueichingensis* CHAO et SCHIH あるいはアカヤジオウ var. *purpurea* MAK. の肥大根である。

77　乾地黄 (かんじおう)

(原文) 乾地黄。甘。寒。血を生かす。血を涼す。経を調う。胎を安ず。

(解説) 乾地黄は、生地黄を採取して乾燥したものである。乾地黄は、生地黄と同じものである。

78　熟地黄 (じゅくじおう)

(原文) 熟地黄。甘微温。腎水を滋す。陰血を補う。

(解説) 熟地黄は、生地黄を採取して、通常は酒で蒸して乾燥したものである。補血作用、強壮作用がある。四物湯、十全大補湯に含まれている。

　現代中国では、補血薬として分類され、熟地黄の効能は「血を養う。陰を慈す。精を補う。髄を益す」(『中薬学』)とある。

　熟地黄の基原は、生地黄、乾地黄と同じである。

79 続断 (ぞくだん)

〔原文〕続断。苦平温。血脈を通ず。筋骨を続け、肝腎を補う。

〔解説〕続断は、腰痛、下肢痛に用いられる。『神農本草経』には「金創癰傷折跌を治す。筋骨を続ぐ」とある。『名医別録』には「崩中漏血、金瘡血内漏を主る。痛を止め、肥肉を生ず。及び踠傷、悪血、腰痛、関節緩急を主る」とある。

　現代中国では、補陽薬として分類され、続断の効能は「肝腎を補う。血脈を行す。筋骨を続ぐ」(『中薬学』) とある。

　続断は、マツムシソウ科 Dispacaceae のトウナベナ 川続断 *Dipsacus asper* Wall. 及びナベナ 続断 *Dipsacus japonicus* Miq. の根である。

80 車前子 (しゃぜんし)

〔原文〕車前子、甘寒。水を行す。熱を瀉す。血を涼す。精を固む。

〔解説〕車前子は、利尿の作用がある。『神農本草経』には「痛を止め、水道小便を利し、湿痺を除く」とある。『名医別録』には「肺を養う。陰を強め、精を益す」とある。車前子は、牛車腎気丸に含まれている。

　現代中国では、利水滲湿薬として分類され、車前子の効能は「水を利す。淋を通ず。瀉を止める。肝を清す。目を明らかにす。肺を清す。痰を化す」(『中薬学』) とある。

　車前子は、オオバコ科 Plantaginaceae のオオバコ 大葉子 *Plantago asiatica* の成熟種子である。全草は車前草である。

81 茺蔚 (じゅうい)

〔原文〕苦甘辛。微温。瘀血を除く。新血を生ず。毒を解す。産難を治す。

〔解説〕茺蔚は、茺蔚子と同じであり、利尿作用がある。『神農本草経』には「目を明らかにし、精を益し、水気を除く」とある。

　現代中国では、活血去瘀薬として分類され、茺蔚子の効能は「血を活かす。経を調う。肝を涼す。目を明らかにす」(『中薬学』) とある。

茺蔚子は、シソ科 Labiatae のメハジキ 益母草 *Leonurus hetrophyllus* Sweet 及びホソバメハジキ 大花益母草 *Leonurus sibiricus* L. の種子である。

82 地膚子 （じふし）

〔原文〕地膚子。甘苦寒。小便を利す。虚熱を除く。陰を補う。

〔解説〕地膚子は皮膚病、湿疹などに用いる。白蘇皮と対にして用いられる。『神農本草経』には「膀胱熱を治す。小便を利し、中を補い、精気を益す」とある。『名医別録』には「皮膚中熱気を去る。悪瘡疝瘕を散る。陰を強む」とある。

　現代中国では、利水滲湿薬として分類され、地膚子の効能は「熱を清す。水を利す。痒みを止める」（『中薬学』）とある。

　地膚子は、アカザ科 Chenopodiaceae のホウキギ 地膚 *Kochia scoparia*（L.）Schrad. の果実である。

83 茵蔯蒿 （いんちんこう）

〔原文〕茵蔯蒿。苦寒。湿熱を除く。黄疸を治すの聖薬となす。

〔解説〕茵蔯蒿は、黄疸の治療薬として用いられる。『神農本草経』には「風湿、寒熱邪気、熱結、黄疸を治す」とある。『名医別録』には「通身に黄を発し、小便を不利を治す」とある。茵蔯蒿湯、茵蔯五苓散に含まれている。

　現代中国では、利水滲湿薬として分類され、茵蔯蒿の効能は「湿熱を清利す。黄疸を退く」（『中薬学』）とある。

　茵蔯蒿は、キク科 Compositae のカワラヨモギ *Artemisia capillaris* Thunb. の頭花である。利尿作用や利胆作用がある。

84 蒺藜子 （しつりし）

〔原文〕蒺藜子。苦温。悪血を除く。肝風を散ず。腎を補う。目を明らかにす。

〔解説〕蒺藜子は、皮膚病に用いる。『神農本草経』には「悪血を治す。癥結、

積聚、喉痺、乳難を破る」とある。『名医別録』には「小児頭瘡、癧腫を治す」とある。

現代中国では、平肝息風薬として分類され、蒺藜子の効能は「肝を平らにし、肝を疏す風を去り、目を明らかにす」（『中薬学』）とある。

蒺藜子は、ハマビシ科 Zygophyllaceae のハマビシ 蒺藜 *Tribulus terrestris* L. の果実である。

85 漏蘆 (ろうろ)

〔原文〕**漏蘆。苦寒。熱を瀉す。毒を解す。乳を下す。膿を排す。**

〔解説〕漏蘆（漏芦）は、排膿作用があり化膿性病変に用いる。『神農本草経』には「皮膚熱、悪瘡、疽痔、湿痺を治す。乳汁を下す」とある。

現代中国では、清熱薬として分類され、漏蘆の効能は「熱を清す。解毒。癧腫を消す。乳汁を下す」（『中薬学』）とある。

漏蘆は、キク科 Compositae のオクルリヒゴタイ 藍刺頭 *E.latifolius* 及びタイリンアザミ 祁州漏蘆 *Rhaponticum uniflorum* の根である。

86 王不留行 (おうふるぎょう)

〔原文〕**王不留行。甘苦平。血脈を通ず。乳を下す。金瘡及び風痺を主る。**

〔解説〕王不留行は、止血作用がある。『神農本草経』には「金創を治し、血を止め、痛を逐う」とある。『金匱要略』には、王不留行散として用いられる。

王不留行は、ナデシコ科 Caryophyllaceae のドウカンソウ *Vaccaria pyramidata* MEDIC. の種子である。

87 冬葵子 (とうきし)

〔原文〕**冬葵子。甘寒。燥を潤す。竅を通ず。二便を利す。**

〔解説〕冬葵子は、利尿作用がある。『神農本草経』には「小便を利す」とあ

る。

　現代中国では、利水滲湿薬として分類され、冬葵子の効能は「水を利す。淋を通ず。乳汁を下す。腸を潤す」（『中薬学』）とある。

　冬葵子は、アオイ科 Malvaceae のフユアオイ 冬葵 *Malva verticillata* L. の種子である。

88　奄閭子 (えんろし)

〔原文〕奄閭子。苦辛。微寒。水を行す。血を散ず。

〔解説〕奄閭子は、『中薬大辞典』では「瘀血を散らす。湿を去る」とある。『神農本草経』には、「五臓瘀血、腹中水気、臚脹 留熱、風寒濕痺、身体諸痛を治す」とある。

　現代中国の教科書である『中薬学』には記載がない。

　奄閭子は、キク科 Compositae のハイイロヨモギ *Artemisia sieversiana* Willd. の果実である。中薬大辞典ではイヌヨモギ *Artemisia keiskeana* Miq. の全草とある。

89　決明子 (けつめいし)

〔原文〕決明子。甘苦鹹平。風熱を除く。目を明らかにす。

〔解説〕決明子は、便秘に用いる。『神農本草経』には「青盲、目淫膚、赤白膜、眼赤痛、涙出ずるを治す」とある。

　現代中国では、平肝熄風薬として分類され、決明子の効能は「肝を清す。目を明らかにす。腸を潤す。便を通ず」（『中薬学』）とある。

　決明子は、マメ科 Leguminosae のエビスグサ *Cassia obtusifolia* L. の種子である。

90　款冬花 (かんとうか)

〔原文〕辛温。咳逆上気を主る。肺を潤す。痰を消す。熱を瀉す。

〔解説〕款冬花は、鎮咳、去痰作用があり、気管支炎、気管支喘息などに用

いる。射干麻黄湯に配合される。『神農本草経』には「欬逆上気、善喘喉痺、諸驚癇、寒熱邪気を治す」とある。

現代中国では、止咳平喘薬として分類され、款冬花の効能は「肺を潤す。気を下す。咳を止む。痰を化す」(『中薬学』)とある。

款冬花は、キク科 Compositae のフキタンポポ *Tussilago farfara* L. の花蕾である。

91　紫菀 (しおん)

〔原文〕辛温。肺を潤す。気を下す。痰を化す。咳を治す。膿血を吐す。

〔解説〕紫菀は、鎮咳、去痰作用があり、気管支喘息、慢性気管支炎に用いる。射干麻黄湯などに配合される。『神農本草経』には「欬逆上気、胸中寒熱結気を治す」とある。『名医別録』には「欬唾、膿血を治す」とある。

現代中国では、止咳平喘薬として分類され、紫菀の効能は「痰を化す。咳を止める」(『中薬学』)とある。

紫菀は、キク科 Compositae のシオン *Aster tataricus* L. fil. の根と根茎である。

92　麻黄 (まおう)

〔原文〕辛微苦温。汗を発す。風寒を去る。喘咳を治す。根は能く漏汗を止める。

〔解説〕麻黄は、最も重要な生薬であり発汗、利尿、治喘作用がある。麻黄湯、小青竜湯、越婢加朮湯、大青竜湯などに配合され、インフルエンザ、花粉症、関節炎などに用いられる。『神農本草経』には「中風、傷寒、頭痛、温瘧を治す。表を発し、汗を出だし、邪熱気を去り、欬逆上気を止め、寒熱を除く」とある。

現代中国では、解表薬として分類され、麻黄の薬効は「汗を発する、喘を平にす、水を利す」(『中薬学』)とある。

麻黄は、マオウ科 Ephedraceae の麻黄 *Ephedra sinica* Stapf、*E. intermedia* Schrenk et C.A.Meyer 又は *E.equisetina* Bunge の地上茎である。

93 蒼耳子 (そうじし)

〔原文〕蒼耳子、甘苦温。汗を発す。風湿を散ず。頭痛を治す。

〔解説〕蒼耳子は、鼻閉を改善する作用がある。慢性鼻炎、アレルギー性鼻炎などに用いる。『神農本草経』には、「風頭寒痛、風濕周痺、四肢拘攣痛、悪肉死肌を治す。」とある。

　現代中国では、解表薬として分類され、蒼耳子の効能は「鼻竅を通ず、風湿を去る、痛を止める」(『中薬学』) とある。

　蒼耳子は、キク科 Asteraceae のオナモミ 蒼耳 *Xanthium strumarium* L. の総苞をつけたままの果実である。蒼耳子は、枲耳、葈耳、葈耳実、巻耳などと同じである。

94 瞿麦 (くばく)

〔原文〕苦寒。小腸を利す。膀胱の邪熱を逐う。

〔解説〕瞿麦は、尿路感染症に効果がある。『神農本草経』には、「小便不通を治す」とある。八正散に配合される。

　現代中国では、利水滲湿薬として分類され、瞿麦の効能は「水を利す、淋を通ず」(『中薬学』) とある。

　瞿麦は、ナデシコ科 Carrophyllaceae のセキチク 石竹 *Dianthus chinensis* L. 及びエゾカワラナデシコ *Dianthus superbus* L. の茎と葉が用いられる。

95 蓼実 (りょうじつ)

〔原文〕蓼実。辛温。中を温む。目を明らかにす。

〔解説〕蓼實は、利尿作用があり、眼疾患に用いる。『神農本草経』には、「目を明らかにし、中を温め、風寒に耐え、水気、面目浮腫、癰瘍を下す」とある。

　蓼實は、タデ科 Polygonaceae のヤナギタデ *Polygonum hydropiper* L. の果実である。利尿作用があり、眼疾患に用いる。

96　敗醤 <small>(はいしょう)</small>

〔原文〕苦寒。鬱熱を解す。宿血を破る。腸癰を治す。

〔解説〕敗醤は、敗醤草であり、薏苡仁附子敗醤散（金匱要略）に配合される。急性虫垂炎などに効果がある。『神農本草経』には、「暴熱火瘡、赤気、疥瘙疽痔、馬鞍熱気を治す」とある。

　現代中国では、清熱解毒薬として分類され、敗醤の効能は「熱を清す、毒を解す、癰を消す、膿を排す、瘀を去る、痛を止める」（『中薬学』）とある。

　敗醤は、キク科 Compositae のハチジョウナ *Sonchus brachyotus* DC.、アブラナ科 Cruciferae のグンバイナズナ *Thlaspi arvense* L. などの全草である。日本では、オミナエシ科 Valerianaceae のオミナエシ *Patrinia scabiosifolia*、オトコエシ *Patrinia villosa* の根を用いる。

97　藍実 <small>(らんじつ)</small>

〔原文〕苦寒。熱毒を解す。蟲癖を化す。敗血を蘇す。

〔解説〕藍実は、染料に用いる藍、アイである。解熱作用があるとされる。『神農本草経』には「諸毒を解す」とある。

　藍実は、タデ科 Polygonaceae のアイ *Polygonum tinctorium* Lour. の果実である。

98　旋覆花 <small>(せんぷくか)</small>

〔原文〕旋覆花。苦辛温。気を下す。水を行す。痰を化す。噫を除く。

〔解説〕千旋覆花は、鎮嘔の作用がある。旋覆代赭石湯などに配合される。『神農本草経』には「結気、脇下満、驚悸を治す。水を除き、五藏間寒熱を去り、中を補い、気を下す」とある。

　現代中国では、化痰薬として分類され、旋覆花の効能は「痰を消す、水を行らす、気を降す、嘔を止める」（『中薬学』）とある。

　旋覆花は、キク科 Compositae の旋復花 *Inula britannica* L. 又はオグルマ *subsp. japonica* Kitamura の花である。

99　青蒿 （せいこう）

（原文）青蒿。苦寒。熱を瀉す。血を涼す。蟲を殺す。

（解説）青蒿は、草蒿ともいい、解熱作用がある。『神農本草経』には「疥瘙痂痒悪瘡、蝨を殺し、骨節間に在る留熱を治す。目を明らかにす」とある。

　現代中国では、清熱薬として分類され、青蒿の効能は「虚熱を退け、血を涼す、暑を解す、戴虐す」（『中薬学』）とある。

　草蒿は、青蒿ともいい、キク科 Compositae のクソニンジン 黄花蒿 *Artemisia annua* Linn.、カワラヨモギ *Artemisia capillaris* Thunb.、ハマヨモギ *Artemisia scoparia* Waldst.et Kit. の葉茎である。2015年、中国の屠呦呦（とゆうゆう）は、クソニンジンから抗マラリア薬アルテミシニンを開発し、ノーベル医学生理学賞を受賞した。

100　夏枯草 （かごそう）

（原文）夏枯草。辛苦微寒。肝火を緩にす。内熱を解す。瘰を消す。目を明らかにす。

（解説）夏枯草は、頚部のリンパ節結核などの腫瘤に用いられる。『神農本草経』には「寒熱瘰癧、鼠瘻頭瘡を治す。癥を破り、瘻結気、脚腫湿痹を散ず」とある。

　現代中国では、清熱薬として分類され、夏枯草の効能は「肝の火を清す、鬱結を散ず、血圧を降す」（『中薬学』）とある。

　夏枯草は、シソ科 Labiatae のウツボグサ 夏枯草 *Prunella vulgaris* L.、subsp. *asiatica* （Nakai） Hara の花穂である。

101　連翹 （れんぎょう）

（原文）連翹。苦微寒。諸の経血、凝気滞を散ず。湿熱を瀉す。腫を消す。膿を排す。

（解説）連翹は、皮膚病に用いられる。『神農本草経』には「寒熱鼠瘻、瘰癧癰腫、悪瘡瘻瘤、結熱蠱毒を治す」とある。清上防風湯、荊芥連翹湯などに

配合される。

　現代中国では、清熱薬として分類され、連翹の効能は「熱を清す、毒を解す、癰を消す、結を散ず」(『中薬学』)とある。

　連翹は、モクセイ科 Oleaceae のレンギョウ 連翹 *Forsythia suspensa* (Thunb.) Vahl の果実である。

102　葶藶 (ていれき)

〔原文〕葶藶。辛苦寒。積を破る。気を下す。水を利す。肺中、水気、賁急の者は此れにあらずんば除くこと能はず。

〔解説〕葶藶は、葶藶子と同じである。鎮咳去痰作用、利尿作用があり、葶藶大棗瀉肺湯、已椒葶黄丸などに配合される。『神農本草経』には「癥瘕、積聚、結気、飲食寒熱を治す。堅を破り邪を逐う、水道を通利す」とある。

　現代中国では、止咳平喘薬として分類され、葶藶の効能は「肺を瀉す、喘を平にす、水を利す、腫を消す」(『中薬学』)とある。

　葶藶は、アブラナ科 Cruciferae のクジラグサ *Descurainia sophia* L. Prantl、ヒメグンバイナズナ *Lepidium apetalum* Willd. などの種子である。

103　扁蓄 (へんちく)

〔原文〕扁蓄。苦平。小便を利す。虫を殺す。黄疸を治す。

〔解説〕扁蓄は萹蓄と同じである。消炎利尿作用があり、八正散に配合される。『神農本草経』には「浸淫、疥瘙、疽痔を治す。三虫を殺す」とある。

　現代中国では、利水滲湿薬として分類され、萹蓄の効能は「水を利す。淋を通ず。虫を殺す。痒みを止める」(『中薬学』)とある。

　萹蓄は、タデ科 Polygonaceae のミチヤナギ 萹蓄 *Polygonum aviculare* L. の全草である。

104　青葙子 (せいそうし)

〔原文〕青葙子。苦微寒。風熱を去る。目を明らかにす。

（解説）青葙子は、青葙と同じである。『神農本草経』には「邪気、皮膚中の熱、風瘙身痒を治す。三虫を殺す」とある。

　現代中国では、清熱薬として分類され、青葙子の効能は「肝火を清泄す、目を明らかにす、翳を退く」（『中薬学』）とある。

　青葙子は、ヒユ科 Amaranthaceae のノゲイトウ 青葙 Celosia argentae L. の種子である。

105　艾葉 <small>（がいよう）</small>

（原文）艾葉。苦辛温。気血を理す。寒湿を逐う。子宮を暖む。

（解説）乾艾葉は、止血の効果があり、芎帰膠艾湯などに配合される。『名医別録』には「下痢、吐血、下部䘌瘡、婦人漏血を止め、陰気を利し、肌肉を生じ、風寒を避け、人をして子有らしむ」とある。

　現代中国では、止血薬として分類され、艾葉の効能は「経を温む。血を止める。寒を散ず。痛を止める」（『中薬学』）とある。

　艾葉は、キク科 Compositae のヨモギ Artemisia princeps Pamp. 及びヤマヨモギ Artemisia montana Pampanini の葉及び全草である。

106　大薊根、小薊根 <small>（たいけいこん、しょうけいこん）</small>

（原文）大、小薊。甘苦平。血を涼す。熱を退け、吐衄血を治す。

（解説）大、小薊は大、小薊根と同じであり、止血作用がある。『名医別録』には「精を養い、血を保つを主る。大薊は女子赤白沃を主り、胎を安んじ、吐血、衄鼻を止む」とある。大薊は、キク科 Compositae のノアザミ Cirsium japonicum DC. の地下部である。小薊は、キク科 Compositae のアレチアザミ Breea segetum Kitam. の地下部である。

107　蘆根 <small>（ろこん）</small>

（原文）蘆根。甘寒。火を降す。嘔を止める。消渇を治す。魚毒を解す。

（解説）蘆根は、清熱作用がある。銀翹散に配合される。『名医別録』には「消

渇、客熱を主り、小便利を止む」とある。

　現代中国では、清熱薬として分類され、蘆根の効能は「熱を清す。津を生ず。嘔を止める。煩を除く」（『中薬学』）とある。

　蘆根は、イネ科Gramineaeのヨシ アシ *Phragmites communis* Trin. の根茎である。

108　牛蒡子 <small>（ごぼうし）</small>

（原文）牛蒡子。辛平。熱を解す。肺を潤す。咽喉を利す。瘡毒を散ず。

（解説）牛蒡子は『名医別録』には、悪実（あくじつ）と記載されている。「目を明らかにし、中を補い、風傷を除く」とある。

　牛蒡子は、キク科 Compositae のゴボウ 牛蒡 *Arctium lappa* L. の成熟果実である。

109　芭蕉根 <small>（ばしょうこん）</small>

（原文）芭蕉根。甘、寒。熱を瀉す、丹毒を治す。

（解説）升芭蕉根は、日華子諸家本草が出典であり、熱を清す作用がある。

　芭蕉根は、バショウ科 Musaceae の芭蕉 *Musa basjoo* Siebolt ex Iinuma の根である。

110　蘘荷根 <small>（みょうがこん）</small>　〔茗荷根 <small>（みょうがこん）</small>〕

（原文）蘘荷根。辛温。小毒あり。口瘡を治す。又、稲、麦、芒（すすき）及び諸物、目に入るものを療す。根心の擣汁、之を注げば即出づ。

（解説）蘘荷（茗荷）根は、野菜のミョウガの根である。

　蘘荷（茗荷）根は、はショウガ科 Zingiberaceae のミョウガ 茗荷 *Zingiber mioga* の根である。

111　豨薟 (きれん)　〔豨薟草 (きれんそう)〕

〔原文〕豨薟。苦辛平。肝腎風気を治す。

〔解説〕豨薟草は、鎮痛作用がある。

　現代中国では、去風湿薬として分類され、豨薟草の効能は「風湿を去る、経絡を通ず、熱を清す、毒を解す」(『中薬学』) とある。

　豨薟草は、キク科 Compositae のツクシメナモミ *Siegesbeckia orientalis* L.、メナモミ *S. orientalis* L. subsp. *pubescens* KITAM.、コメナモミ *S. glabrescens* MAK. などの全草。

112　劉寄奴草 (りゅうきどそう)

〔原文〕劉寄奴草。苦温。血を破る、経を通ず、金瘡の血を止める。

〔解説〕劉寄奴草は、駆瘀血薬である。『新修本草』には「破血、下張を主る」とある。

　現代中国では、活血去瘀薬として分類され、劉寄奴草の効能は「血を破る、経を通ず、瘀を散ず、痛を止める」(『中薬学』) とある。

　劉寄奴草は、ゴマノハグサ科 Scrophulariaceae のヒキヨモギ *Siphonostegia chinensis* BENTH. あるいはキク科 Compositae のヨモギ属植物 *Artemisia anomala* S. MOORE の全草。

113　紅藍花 (こうらんか)　〔紅花 (こうか)〕

〔原文〕紅藍花。辛苦温。血を破る、血を活かす、腫を消す、痛を止める。

〔解説〕紅藍花は、紅花と同じである。駆瘀血作用がある。妊婦に用いるのは禁忌である。

　現代中国では、活血去瘀薬薬として分類され、紅藍花の効能は「血を活かす、瘀を去る、経を通ず」(『中薬学』) とある。

　紅藍花は、キク科 Compositae の紅花 *Carthamus tinctorius* の花。

114 青黛 _(せいたい)

〔原文〕青黛。鹹寒。肝火を瀉す、一切の熱毒を解す。

〔解説〕青黛は、清熱作用がある。

　現代中国では、清熱薬として分類され、青黛の効能は「熱を清す、毒を解す、血を涼す、腫を散ず」(『中薬学』)とある。

　青黛は、マメ科 Leguminosae のキアイ *Indigofera tinctoria* L.、キツネノマゴ科 Acanthaceae の *Strobilanthes cusia* O. KUNTZE、タデ科 Polygonaceae のアイ *Polygonum tinctorium* LOUR.、その他の植物から製したインジゴを含む粉末。

115 燈心草 _(とうしんそう)

〔原文〕燈心草。甘淡寒。水を利す。熱を清す。気を通ず。血を止める。

〔解説〕燈心草は、利水作用がある。

　現代中国では、利水滲湿薬として分類され、燈心草の効能は「水を利す、淋を通ず、心を清す。煩を除く」(『中薬学』)とある。

　燈心草は、イグサ科 Juncaceae のイ (イグサ) *Juncus decipiens* Nakai 又は同属近縁植物の葉、及び花茎の髄を乾燥したもの。

116 穀精草 _(こくせいそう)

〔原文〕穀精草。辛温。目を明らかにす。翳を退す。

〔解説〕穀精草は、谷精草と同じである。

　現代中国では、清熱薬として分類され、穀精草の効能は「風熱を疏散す、目を明らかにす。翳を退す」(『中薬学』)とある。

　穀精草は、ホシクサ科 Eriocaulaceae のオオホシクサ *Eriocaulon buergerianum* の花序をつけた花茎を用いる。

117　木賊 (もくぞく)

〔原文〕木賊。甘苦温。汗を発す。火を散ず。目翳を退す。

〔解説〕木賊は、砥草と同じである。日本では、あまり用いられない。

　現代中国では、解表薬として分類され、木賊の効能は「風熱を疏散す。目を明らかにす。翳を退す。血を止める」(『中薬学』) とある。感冒や痔核出血に使用される。

　木賊は、トクサ科 Equisetaceae トクサ *Equisetum hyemale* である。

118　海金砂 (かいきんしゃ)

〔原文〕海金砂。甘淡寒。小腸、膀胱の湿熱を滲出する。

〔解説〕海金砂は、尿路結石、尿路感染症などに用いられる。

　現代中国では、利水滲湿薬として分類され、海金砂の効能は「水を利す。淋を通ず」(『中薬学』) とある。

　海金砂は、カニクサ科 Lygodiaceae のカニクサ *Lygodium japonicum* SW. の成熟胞子である。

119　胡盧巴 (ころは)

〔原文〕胡盧巴。苦温。元陽を壮んにす。冷気を去る。疝瘕を治す

〔解説〕胡盧巴は、胡芦巴と同じである。

　現代中国では、補陽薬として分類され、胡盧巴の効能は「腎陽を温む。寒湿を逐う」(『中薬学』) とある。

　胡芦巴は、マメ科 Leguminosae のコロハ *Trigonella foenum-graecum* L. の成熟種子である。

120　紫花地丁 (しかじてい)

〔原文〕紫花地丁。辛苦寒。癰疽、疔瘡を治す。

〔解説〕紫花地丁は、化膿性病変に用いられる。

現代中国では、清熱薬として分類され、紫花地丁の効能は「熱を清す。毒を解す」(『中薬学』) とある。

紫花地丁は、スミレ科 Violaceae のノジスミレ *Viola yedoensis* MAK.、コスミレ *V. japonica* LANGSD. などのスミレ属植物の無茎種の全草。

121　半夏 (はんげ)

〔原文〕**半夏。辛温。小毒あり。湿痰の主薬となす。水飲を利す。逆気を下す。嘔吐を止める。**

〔解説〕半夏は、水毒、痰飲に用いられ、咳や嘔吐などに使用する。吉益東洞は「半夏。痰飲、嘔吐を主治するなり」と述べている。小青竜湯、小半夏加茯苓湯、半夏白朮天麻湯に配合される。

現代中国では、化痰薬として分類され、半夏の効能は「湿を燥かす。痰を化す。逆を降す。嘔を止める。痞を消す。結を散ず」(『中薬学』) とある。

半夏は、サトイモ科 Araceae のカラスビシャク　半夏 *Pinellia ternata* Breitenbach の塊根である。

122　天南星 (てんなんしょう)

〔原文〕**天南星。辛苦温。毒有り。風湿に勝つ。痰を化す。結を破る。血を散ず。**

〔解説〕天南星は、鎮痙、去痰作用があり、『神農本草経』には虎掌として記載され、「心痛、寒熱結気、積聚伏梁、傷筋、痿拘緩を治す。水道を利す」とある。二朮湯に配合される。

現代中国では、化痰薬として分類され、天南星の効能は「湿を燥かす。痰を化す。風を去る。痙を止める」(『中薬学』) とある。

天南星は、サトイモ科 Araceae のナガヒゲウラシマソウ　天南星 *Arisaema consanguineum* Schott.、アムールテンナンショウ *Arisaema amurense* Maxim、マイズルテンナンショウ *Arisaema heterophyllum* Blume の塊根である。

123 茵芋 (いんう)

〔原文〕茵芋。辛苦微温。毒あり。風湿拘攣痺痛を治す。

〔解説〕茵芋は、『中薬学』には記載がない。茵芋は、ミカン科 Rutaceae の
リュウキュウヤマシキミ *Skimmia reevesiana* の葉、枝 (『中薬大辞典』)。

124 大黄 (だいおう)

〔原文〕大黄。苦大寒。微毒。走りて守らず。腸胃を蕩滌す。燥結を下す。
瘀熱を除く。陳を推す。新を致す。

〔解説〕大黄は下剤として広く知られている。『神農本草経』には「瘀血血閉、
寒熱を下し、癥瘕積聚、留飲宿食を破り、腸胃を蕩滌す。陳きを推し新を
致し、水穀を通利す」とある。浅田宗伯は「大黄　味苦寒、腸胃を蕩滌し、
陳を推し新を致し、大小便を利し、瘀血を下し、癥瘕を破り実熱を瀉す」(『古
方薬議』) と述べている。

　現代中国では、瀉下薬として分類され、大黄の効能は「瀉下し、積を攻む。
熱を清す。火を瀉す。毒を解す。血を活かす。瘀を去る」(『中薬学』) とある。

　タデ科 Polygonaceae のダイオウ属植物 *Rheum palmatum* L.、*R. tanguticum*
MAXIM. et REGEL 及び *R. officinale* BALL. 又はそれらの種間雑種の根茎。

125 甘遂 (かんずい)

〔原文〕甘遂。苦寒。毒あり、経墜湿熱を瀉し、水気を攻決す。

〔解説〕菟甘遂は強力な利尿作用、瀉下作用がある。大陥胸湯、十棗湯、甘
遂半夏湯、大黄甘遂湯などに配合される。『神農本草経』には「大腹疝瘕
腹満、面目浮腫、留飲宿食を治す。癥堅積聚を破り、水穀道を利す」とある。

　現代中国では、瀉下薬として分類され、甘遂の効能は「水を瀉す。飲を逐
う。腫れを消す。結を散ず」(『中薬学』) とある。

　甘遂は、トウダイグサ科 uphorbiaceae の甘遂 *Euphorbia kansui* Liou の
根である。

126　大戟 (たいげき)

〔原文〕大戟。苦寒。毒あり。臓府の水湿を瀉し、大小便を利す。

〔解説〕大戟は、激しい瀉下作用、利尿作用がある。十棗湯などに配合される。『神農本草経』には「腹満急痛、積聚中風、皮膚疼痛、吐逆を治す」とある。

　現代中国では、瀉下薬として分類され、大戟の効能は「水を瀉す。飲を逐う。腫れを消す。結を散ず」(『中薬学』) とある。

　大戟は、トウダイグサ科 Euphorbiaceae のシナタカトウダイ 京大戟 *Euphorbia pekinensis* Rupr. の根、又はアカネ科 Rubiaceae の紅芽大戟 *Knoxia corymbosa* Willd. の根である。

127　商陸 (しょうりく)

〔原文〕商陸。苦寒。毒有り、気結、水壅を疎利す。

〔解説〕商陸は、激しい瀉下作用がある。『神農本草経』には「水脹、疝瘕痺を治す」とある。

　現代中国では、瀉下薬として分類され、商陸の効能は「水を瀉す。飲を逐う。腫れを消す。結を散ず」(『中薬学』) とある。

　商陸は、ヤマゴボウ科 Phytolaccaceae のヤマゴボウ *Phytolacca esculenta* Van Houtt の根である。

128　芫花 (げんか)

〔原文〕芫花。苦温。毒有り。痰癖を消し、水飲を去る。

〔解説〕芫花は、瀉下作用、利尿作用があり、十棗湯などに配合される。『神農本草経』には「欬逆上気、喉鳴喘、咽腫短気、蠱毒鬼瘧、疝瘕癰腫を治す」とある。

　現代中国では、瀉下薬として分類され、芫花の効能は「水を瀉す。飲を逐う。痰を去る。咳を止める」(『中薬学』) とある。

　芫花は、ジンチョウゲ科 Thymelaeaceae のフジモドキ 芫花 *Daphne genkwa* Sieb. Et Zucc. の花蕾である。

129 沢漆 (たくしつ)

(原文) 沢漆。辛苦。微寒。小毒有り。水を下す。大小腸を利す。

(解説) 沢漆は、利尿作用がある。『神農本草経』には「皮膚熱、大腹水気、四肢面目浮腫、丈夫の陰気不足を治す」とある。

　現代中国では、利水滲湿薬として分類され、沢漆の効能は「水を利す。腫れを消す。痰を化す。咳を止める。結を散ず」(『中薬学』)とある。

　沢漆は、トウダイグサ科 Euphorbiaceae のトウダイグサ *Euphorbia helioscopia* L. の茎葉である。

130 常山 (じょうざん)

(原文) 常山。辛苦。寒。毒あり。水を行らす。痰を吐く。瘧を截す。

(解説) 常山はマラリアの治療に用いる。『神農本草経』には「傷寒寒熱、熱発温瘧、鬼毒、胸中痰結、吐逆を治す」とある。

　現代中国では、催吐薬として分類され、常山の効能は「痰飲を涌吐す。瘧を截す」(『中薬学』)とある。

　常山は、ユキノシタ科 Saxifragaceae の黄常山 *Dichroa febrifuga* Lour. の根である。

131 蜀漆 (しょくしつ)

(原文) 蜀漆。辛平。毒あり。寒熱瘧疾及び欬逆を主る。積聚を消す。火邪を散ず。

(解説) 蜀漆は、常山とほぼ同じ効能であり、催吐薬で、マラリアの治療に用いられ、桂枝去芍薬加蜀漆竜骨牡蠣救逆湯に配合される。『神農本草経』には「瘧及び欬逆寒熱、腹中癥堅、痞結積聚、邪気蠱毒鬼注を治す」とある。

　蜀漆は、現代中国では、催吐薬として分類されている。

　蜀漆は、ユキノシタ科 Saxifragaceae の黄常山 *Dichroa febrifuga* Lour. の茎葉である。

132　藜蘆 (りろ)

〔原文〕 藜芦。辛苦寒。毒有り。口に入れば即吐く。風癇を治す。

〔解説〕 藜芦は催吐剤として知られている。『神農本草経』には「蠱毒、欬逆、泄利腸澼、頭瘍疥瘙悪瘡を治す。諸虫毒を殺す」とある。毒性が強く慎重に用いるべきである。

　現代中国では、催吐薬として分類され、藜芦の効能は「風痰を涌吐す。虫を殺す」(『中薬学』)とある。

　藜蘆は、ユリ科 Liliaceae の *Veratrum nigrum* L.、ホソバシュロソウ *Veratrum maackii* (Regel) Kitamura の根と根茎である。

133　閭茹 (ろじょ、りょじょ)

〔原文〕 閭茹。辛寒。血を破る。膿を排す。悪肉を去る。

〔解説〕 閭茹は、原文には「子アザミ」とある。『神農本草経』には「蝕、悪肉、敗瘡、死肌、疥虫を殺し、膿悪血を排し、大風熱気を除く」とある。
〔注〕 蝕は、潰瘍性皮膚病変。悪肉は、皮膚の腫瘤。敗瘡は、難治性皮膚潰瘍。死肌は知覚障害のこと。疥虫は、皮膚炎を生ずる虫。大風は、風の邪気の激しいもの、又はハンセン氏病か。閭茹の基原は、不明である。

134　射干 (やかん)

〔原文〕 射干。苦寒。毒有り。火を瀉す。毒を解す。瘀を散ず。痰を消す。

〔解説〕 蔴射干は、鎮咳、去痰作用がある。射干麻黄湯に配合される。『神農本草経』には「欬逆上気、喉痺、咽痛消息するを得ざるもの、結気を散ず」とある。『名医別録』には「胸中の熱気を散ず」とある。浅田宗伯は「射干は味苦平、能く咽喉を利し、結気を散ず」(『古方薬議』)と述べている。

　現代中国では、清熱解毒薬として分類され、射干の効能は「熱を清す。毒を解す。痰を去る。咽を利す」(『中薬学』)とある。

　射干は、アヤメ科 Iridaceae のヒオウギ *Belamcanda chinensis* (L.) DC. の根茎である。

135　附子 (ぶし)

〔原文〕附子。辛甘。大熱。大毒有り。陽を回す。経を温め。風寒湿を逐う。能く補薬を引きて不足の気血を復す。

〔解説〕附子は、鎮痛、身体を温める効果がある。四逆湯、真武湯などに配合される。『神農本草経』には「附子。風寒欬逆邪気、中を温め、金瘡を治す。癥堅積聚、血瘕寒濕、踒躄拘攣、膝痛み行歩する能わざるものを破る」とある。『名医別録』には「大熱。大毒有り。脚疼冷弱、腰脊風寒、心腹冷痛を治す」とある。

　現代中国では、温裏薬として分類され、附子の効能は、「陽を回す。逆を救う。火を補う。陽を助ける。寒を散ず。痛を止める」(『中薬学』) とある。

　附子は、キンポウゲ科 Ranunculaceae のトリカブト *Aconitum* の子根で、烏頭の側面に生ずる塊根である。

136　烏頭 (うず)

〔原文〕烏頭。味功。附子と同じ。もっぱら心腹寒疾を主る。冷痰を逐う。

〔解説〕烏頭は、附子と同様に鎮痛、身体を温める効果がある。烏頭湯などに配合される。『神農本草経』には「烏頭。中風悪風洗洗を治す。汗を出だし、寒濕痺、欬逆上気を除き、積聚寒熱を破る」とある。

　現代中国では、温裏薬として分類され、烏頭の効能は、「風湿を去る。寒を散ず。痛を止める」(『中薬学』) とある。

　烏頭は、キンポウゲ科 Ranuncuraceae のホザキブシ 北烏頭 *A. kusnezoffi* Reich.、烏頭 *Aconitum carmichaelis* Debx.、ハナトリカブト *A. chinense* Sieb.ex Paxt. の根である。トリカブトの主塊茎を烏頭、主塊茎の傍らにできる子塊茎を附子と称す、天雄は、母塊茎のみで、子の塊茎を着けていないものをいう。

〔注〕洗洗は、「汗の流れ出るさま」(『大漢和辞典』) とある。『名医別録』には「烏頭。胸上痰冷を消す」とある。

137 天雄 <small>(てんゆう)</small>

〔原文〕天雄。味功。附子と同じ。風寒疾を治す。附子に較べて更に烈のみ。

〔解説〕天雄は、附子とほぼ同じ作用がある。『神農本草経』には「大風、寒湿痺、歴節痛、拘攣緩急、積聚を破り、邪気金瘡を治す、筋骨を強める」とある。『名医別録』には「天雄。頭面風にて疼痛の去來するもの、心腹結積、関節重く歩み行く能わざるものを療す。骨間の痛を除く」とある。

　天雄は、キンポウゲ科 Ranunculaceae のトリカブト *Aconitum* の根で、附子のついていないもの。

138 草烏頭 <small>(そううず)</small>

〔原文〕草烏頭。辛苦。大熱。湿に勝つ。痰を駆う。至毒あり。軽く投ずべからず。

〔解説〕草烏頭は、烏頭の野生品である。トリカブト属の塊根の母根は烏頭、子根は附子である。野生品は草烏頭と称す。効能は烏頭と同じである。『訂補薬性提要』の和名には「ヤマトリカブト」とある。毒性が強く軽々しく用いるべきではない、と記載されている。基原は烏頭と同じである。

139 白附子 <small>(びゃくぶし)</small>

〔原文〕白附子。辛甘。大温。毒有り。風湿を去る。痰を除く。

〔解説〕白附子は、『神農本草経』に記載はなく、『名医別録』に記載されている。『名医別録』には「白附子、心痛血痺、面上百病を主る。薬勢を行らす」とある。

　現代中国では、化痰止咳平喘薬として分類され、白附子の効能は「湿を燥す。痰を化す。風を去る。痙を止める。毒を解す。結を散ず」（『中薬学』）とある。

　白附子は、サトイモ科 Araceae の独角蓮 *Typhonium giganteum* ENGL. の塊茎である。又はキンポウゲ科 Rannuculaceae のキバナトリカブト

Aconitum coreanum RAIP. の塊根。

140 牽牛子 (けんごし)

〔原文〕牽牛子。辛熱。小毒有り。下焦鬱遏を通ず。水を逐う。大小便を利す。

〔解説〕牽牛子は下剤である。『名医別録』には「牽牛子、味苦、寒、毒有り。気を下すを主る。脚満水腫を療す。風毒を除く。小便を利す」とある。

　現代中国では、瀉下薬として分類され、牽牛子の効能は「瀉下。水を駆う。積を去る。虫を殺す」(『中薬学』)とある。

　牽牛子は、ヒルガオ科 Convolvulaceae のアサガオ *Pharbitis nil* Choisy の成熟種子を乾燥したもの。

141 蓖麻子 (ひまし)

〔原文〕蓖麻子。辛甘。毒有り。竅を通ず。毒を抜く。瘀を下す。水を利す。

〔解説〕蓖麻子は、外用に用いる。解毒作用がある。蓖麻子は、トウダイグサ科 Euphorbiaceae のトウゴマ 唐胡麻 *Ricinus communis* の種子。

142 続随子 (ぞくずいし)

〔原文〕続随子。辛温。毒あり。水を行ぐらす。血を破る。瘀を下す。毒を解す。

〔解説〕続随子は、千金子ともいう。強い下剤である。『開宝本草』に記載されている。

　現代中国では、瀉下薬として分類され、続随子の効能は「水を駆う。腫を退け、血を破り癥を消す」(『中薬学』)とある。

　続随子は、トウダイグサ科 Euphorbiaceae のホルトソウ *Euphorbia lathyris* L. の成熟種子。

143 鳳仙子 <small>(ほうせんし)</small>

〔原文〕鳳仙子。微苦。温。毒有り。噎膈、骨鯁を治す。

〔解説〕鳳仙子は鳳仙花子、急性子ともいう。噎膈は、食べ物が咽につかえる病気。骨鯁は魚の骨が咽に突き刺さること。

　鳳仙子はツリフネソウ科 Balsaminaceae の鳳仙 *Impatiens balsamina* L. の種子。

144 烟草 <small>(えんそう)</small>

〔原文〕烟草。苦辛熱。毒有り。気を行らす。滞を泄す。寒を避く。

〔解説〕烟草は、たばこの葉である。

　烟草は、ナス科 Solanaceae のたばこ 煙草 *Nicotiana tabacum* である。

145 五味子 <small>(ごみし)</small>

〔原文〕五味子。温。五味備わる。肺を斂る。腎を慈す。津を生ず。嗽を寧す。精を濇す。瀉を止める。

〔解説〕五味子には鎮咳作用がある。『神農本草経』には「気を益し、欬逆上気、労傷、羸痩、不足を補い、陰を強め、男子精を益す」とある。『名医別録』には「五臓を養い、熱を除く」とある。小青竜湯、人参養栄湯などに配合される。

　現代中国では、収渋薬として分類され、「肺を斂め腎を滋す。津を生ず。汗を斂む。精を渋り瀉を止める。心を寧し、神を安んず」(『中薬学』)とある。

　五味子は、マツブサ科 Schisandraceae のチョウセンゴミシ *Schisandra chinensis* Baillon の果実である。

146 天門冬 <small>(てんもんどう)</small>

〔原文〕天門冬。甘苦寒。腎を滋す。渇を止め。痰を消す。蟲を殺す。肺火を泄す。肌膚 澤<small>(うるお)</small>す。

〔解説〕天門冬は、鎮咳の作用がある。麻黄升麻湯、滋陰降火湯、清肺湯に含まれている。『神農本草経』には「天門冬。諸の暴な風湿、偏痺を治し、骨髄を強め、三虫を殺し、伏尸を去る」とある。『名医別録』には「天門冬、甘、大寒、毒無し。肺気を保定し、寒熱を去り、肌膚を養い、気力を益し、小便を利し、冷して能く補う」とある。

現代中国では、補陰薬として分類され、天門冬の効能は「肺を清す。火を降す。陰を滋す、燥を潤す」(『中薬学』)とある。

天門冬は、ユリ科 Liliaceae のクサスギカズラ *Asparagus cochinchinensis* である。

147 莵絲子 (としし)

〔原文〕莵絲子。甘辛平。陰を補う。精を益す。腎寒淋瀝を治す。

〔解説〕莵絲子は『神農本草経』には「絶傷続ぎ、不足を補い、気力を益し、肥し健にす。汁、面皯を去る。久しく服せば、目を明らかにす」とある。『名医別録』には「肌を養い、陰を強め、筋骨を堅くす。茎中寒、精自ら出で、溺に餘瀝有るを主る」とある。

現代中国では、補陽薬として分類され、莵絲子の効能は「陽を補う。陰を益す。精を固む。尿を縮す。目を明らかにす。瀉を止める」(『中薬学』)とある。

莵絲子は兔絲子ともいう。莵絲子は、ヒルガオ科 Convolvulaceae のマメダオシ *Cuscuta chinensis* Lam. やネナシカズラ *Cuscuta japonica* Choisy の種子である。

〔注〕絶傷は、筋肉の障害された病気。

148 栝樓根 (かろこん)

〔原文〕栝樓根。甘苦寒。火を降す。燥を潤す。痰を豁す。渇を止める。

〔解説〕栝樓根は、消渇 (糖尿病など) に用いられる。『神農本草経』には「栝樓。消渇、身熱煩満、大熱を治す。虚を補い、中を安んじ、絶傷を続ぐ」とある。『名医別録』には「栝蔞根、無毒。腸胃中痼熱、八疸、身面黄、唇乾口燥、短気を除く。月水を通じ、小便利を止む。」とある。

現代中国では、清熱薬として分類され、栝樓根の効能は「熱を清す。津を生ず。腫れを消す。膿を排す」(『中薬学』) とある。

栝樓は、栝樓根、天花粉のことである。栝樓根は、ウリ科 Cucurbitaceae のチョウセンカラスウリ *Trichosanthes kirilowii* Maxim. の根である。

〔注〕 八疸は、黄疸、酒疸、穀疸、女労疸、黒疸、九疸、胞疸、風黄疸、湿疸 (『諸病源候論』)。

149 栝樓実 (かろじつ)

〔原文〕栝樓実。甘寒。潤下す。胸中の鬱熱を除く。痰を消す。津を生ず。

〔解説〕栝樓実は、栝樓薤白白酒湯などに配合され、便秘症、狭心症、心筋梗塞に用いられる。『名医別録』には「栝樓実。胸痺、人面を悦澤するを主る」とある。

栝樓実は、ウリ科 Cucurbitaceae のチョウセンカラスウリ *Trichosanthes kirilowii* Maxim. の実である。

150 葛根 (かっこん)

〔原文〕葛根。甘平。肌を解す。熱を退く。津を生ず。渇を止め。嘔を収む。毒を解す。

〔解説〕葛根は、葛根湯などに配合され、感冒、糖尿病などに用いられる。『神農本草経』には「消渇、身大熱、嘔吐、諸痺を治す。陰気を起こし、諸毒を解す」とある。『名医別録』には「葛根、無毒。傷寒中風頭痛を療し、肌を解し表を発し汗を出し、腠理を開き、金瘡を治し、痛、脅風痛を止む」とある。

現代中国では、解表薬として分類され、葛根の効能は「表を発す。肌を解す。陽を升らせ疹を透す。熱を解す津を生ず」(『中薬学』) とある。

葛根は、マメ科 Leguminosae の葛 *Pueraria lobata* Ohwi の根である。

151　茜草 （せいそう）

〔原文〕茜草。苦寒。血を行す。血を止め。瘀を消す。経を通ず。

〔解説〕『神農本草経』には「茜根、乾湿風痺、黄疸を治す。中を補う」とある。『名医別録』には「血内崩、下血、膀胱不足、踒跌、蠱毒を止む」とある。

　現代中国では、止血薬として分類され、茜草の効能は「血を凉す。血を止める。血を活かす。瘀を去る」（『中薬学』）とある。

　茜根は、アカネ科 Rubiaceae のアカネ 茜草 *Rubia cordifolia* L. の根である。

〔注〕血内崩は子宮出血のこと。

152　紫葳 （しい）

〔原文〕紫葳。甘酸寒。熱を瀉す。血を破る。

〔解説〕紫葳は、駆瘀血剤である。『神農本草経』には「婦人乳余疾、崩中、癥瘕、血閉、寒熱羸痩を治す。胎を養う」とある。

　現代中国では、活血去瘀薬として分類され、紫葳の効能は「血を活かす。瘀を破る。血を凉す。風を去る」（『中薬学』）とある。

　紫葳は、凌霄花と同じであり、ノウゼンカズラ科 Bignoniaceae のノウゼンカズラ 凌霄花 *Campsis grandiflora* (Thunb) K. Schumann の花である。

〔注〕婦人乳余疾は、産後の様々な疾患。崩中は、不正性器出血である。癥瘕は腹内の腫瘤。血閉は、無月経のこと。

153　営実 （えいじつ）

〔原文〕営実。酸温。癰疽を主り、停水を下し、関節を利す。

〔解説〕『神農本草経』には「営実。癰疽悪瘡、結肉、跌筋、敗瘡、熱気、陰蝕瘍えざるを治す。関節を利す」とある。『名医別録』には「営実。微寒、毒無し。久しく服せば、身を軽くし、気を益す」とある。

　営実は、バラ科 Rosaceae のノイバラ *Rosa multiflora* Thunb. の果実である。

154 防已 (ぼうい)

(原文) 防已。辛苦平。下焦湿熱を除く。二便を利す。

(解説) 防已は、利尿作用があり、防已黄耆湯に配合される。『神農本草経』には「防已、風寒温瘧熱気、諸癇を治す。邪を除き、大小便を利す」とある。『名医別録』には「水腫、風腫を療す。膀胱熱、傷寒、寒熱邪氣、中風手脚攣急を去る。泄を止め、癰腫、惡結、諸蝸疥癬、蟲瘡を散ず。腠理を通じ、九竅を利す」とある。

　現代中国では、去風湿薬として分類され、防已の効能は「風湿を去る。痛を止める水を利す」(『中薬学』)とある。

　防已は、ツヅラフジ科 Menispermaceae のシマハスノハカズラ *Stephania tetrandra* S. Moore. の根である。

(注) 温瘧は、マラリアのこと。癇は、痙攣性疾患のこと。

155 通草 (つうそう)

(原文) 通草。甘辛平。湿熱を除く。小便を通ず。関節を利す。

(解説) 通草は、日本では木通と同じものとされている。『訂補薬性提要』では、通草は『神農本草経』に記載されており、基原は「アケヒ」とある。通草の基原は木通と同じであり、アケビ科 Lardizabalaceae アケビ *Akebia quinata* (Thunb.) Decne. の茎である。現代中国では、通草の基原は、ウコギ科 Araliaceae のカミヤツデ *Tetrapanax papyriferus* K. KOCH の茎髄である。通草は、尿路感染症などに効果がある。『神農本草経』には「通草、悪虫を去り、脾胃寒熱を除き、九竅血脉関節を通利す」とある。『名医別録』には「脾疸、常に眠らんと欲する者、心煩、噦して音聲を出づる者を療す。耳聾を治し、癰腫、諸の結して消ざる者を散ず。及び金瘡、悪瘡、鼠瘻、踒折、齆鼻、息肉、堕胎を治す。三蟲を去る」とある。

　現代中国では、利水滲湿薬として分類され、通草の効能は「水を利す。淋を通ず。熱を泄す。乳を通ず」(『中薬学』)とある。

　日本では通草は、木通のことであり、アケビ科 Lardizabalaceae のアケビ *Akebia quinata* (Thunb.) Decne. の茎である。

156 王瓜 (おうか)

〔原文〕王瓜。苦寒。熱を瀉す。水を利す。血を行す。

〔解説〕『神農本草経』には「王瓜。消渇内痺、瘀血月閉、寒熱酸疼を治す。気を益し、聾を愈やす」とある。『名医別録』には「諸邪氣、熱結、鼠瘻を療す。癰腫、留血、婦人帯下通ぜざるを散ず。乳汁を下し、小便数、禁ぜざるを止め、四肢骨節中の水を逐い、馬骨にて人を刺す瘡治す」とある。

王瓜は、ウリ科 Cucurbitaceae のオオスズメウリ 王瓜 *Thladiantha dubia* Bunge の根である。

〔注〕内痺は、不詳である。

157 萆解 (ひかい)

〔原文〕萆解。甘苦平。風湿を去る。下焦を固む。腰背中痺疼を治す。

〔解説〕萆薢は、腰背部痛に効果がある。『神農本草経』には「萆解、腰背痛、強骨節、風寒湿、周痺、悪瘡瘳えざるもの、熱気を治す」とある。『名医別録』には「傷中、恚怒、陰痿、失溺、関節老血、老人五緩を主る」とある。

現代中国では、利水滲湿薬として分類され、萆薢の効能は「湿濁を利す。風湿を去る」(『中薬学』)とある。

萆薢は、ヤマノイモ科 Dioscoreaceae のオニドコロ 山萆薢 *Dioscorea tokoro* Makino 又は粉萆薢 *Dioscorea sativa* L. などの肥厚した根茎である。

158 覆盆子 (ふくぼんし)

〔原文〕覆盆子。甘酸微温。肝腎を補う。目を明らかにす。小便を縮す。

〔解説〕覆盆子は腎虚に用いる。『神農本草経』には「覆盆。五臓を安んじ、精氣を益し、陰を長じて、堅からしめ、志を強くし、力を倍にし、子有らしむ。久しく服せば、身を軽くし、老いず」とある。『名医別録』には「益気軽身を主る。髪をして白ざらしむ」とある。

現代中国では、収渋薬として分類され、覆盆子の効能は「腎を益す。精を固む。尿を縮す」(『中薬学』)とある。

覆盆子は、覆盆と同じであり、バラ科 Rosaceae のゴショイチゴ *Rubus chingii* Hu である。

159 百部根 <small>(ひゃくぶこん)</small>

（原文）百部根。甘苦微温。肺熱、咳嗽を治す。蟲を殺す。

（解説）百部根は『神農本草経』には記載がない。『名医別録』には「百部根、微温、小毒有り。咳嗽上気を主る」とある。

現代中国では、止咳平喘薬として分類され、百部根の効能は「肺を潤す。咳を止める。虫を滅す。虫を殺す」（『中薬学』）とある。

百部根は、『中薬大辞典』では、ビャクブ科 Stemonaceae のビャクブ *Stemona japonica* Miq.、タチビャクブ *S. sessilifolia* Franch. et. Sav 及びタマビャクブ *S. tuberosa* Lour. の塊根としている。

160 釣藤鈎 <small>(ちょうとうこう)</small>

（原文）釣藤鈎。甘微苦寒。心熱を除く。肝気を平らにす。風を去る。驚を定む。

（解説）釣藤鈎は抑肝散や七物降下湯に配合される。『名医別録』には「釣藤、微寒、毒無し。小児寒熱、十二の驚癇を主る」とある。

現代中国では、平肝息風薬として分類され、釣藤鈎の効能は「風を息む。痙を止む。熱を清す。肝を平らにす」（『中薬学』）とある。

釣藤は、アカネ科 Rubiaceae のカギカズラ *Uncaria rhynchophylla* の茎枝と釣棘である。抑肝散や七物降下湯に配合される。

（注）驚癇は、痙攣性疾患のこと。

161 何首烏 <small>(かしゅう)</small>

（原文）何首烏。苦濇温。精を添ず。髄を益す。血を養う。風を去る。

（解説）何首烏は、補血薬であり、『開宝本草』に記載されている。

現代中国では、補血薬として分類され、何首烏の効能は「精血を補益す。

瘧を截つ。毒を解す。腸を潤す。便を通ず」(『中薬学』) とある。

　何首烏は、タデ科 Polygonaceae のツルドクダミ *Polygonum multiforum* THUNB. の塊根。

162　忍冬 (にんどう)

(原文) 忍冬。辛涼。熱を散ず。毒を解す。一切瘡瘍を主る。

(解説) 忍冬には、抗炎症、抗菌作用がある。『名医別録』には「忍冬、味甘、温、毒無し。寒熱、身腫を主る」とある。『神農本草経』には記載がない。

　忍冬は、スイカズラ科 Caprifoliaceae のスイカズラ *Lonicera japonica* Thunberg の葉及び茎である。開花前の花のつぼみは、金銀花である。

163　馬兜鈴 (ばとうれい)

(原文) 馬兜鈴。苦辛寒。肺を清す。気を下す。喘嗽を定む。

(解説) 『薬性論』に記載され、止咳平喘薬として知られている。

　現代中国では、止咳平喘薬として分類され、馬兜鈴の効能は「肺を清す。痰を化す。咳を止む。喘を平にす」(『中薬学』) とある。

　馬兜鈴は、ウマノスズクサ科 Aristolochiaceae のマルバウマノスズクサ *Aristolochia contorta* BGE. やウマノスズクサ *A. debilis* SIEB. et ZUCC. の成熟果実。

164　威霊仙 (いれいせん)

(原文) 威霊仙。辛鹹温。気を行す。風を去る。五臓を宣通す。

(解説) 腰痛に効果があり、疎経活血湯に配合される。

　現代中国では、去風湿薬として分類され、威霊仙の効能は「風湿を去る。経絡を通ず。痺痛を止める。骨鯁を治す」(『中薬学』) とある。

　威霊仙は、キンポウゲ科 Ranunculaceae の威霊仙 (シナボタンヅル) *Clematis chinensis* Osbeck の根を乾燥したもの。

(注) 骨鯁は魚の骨が咽に突き刺さること。

165 使君子 (しくんし)

〔原文〕使君子。甘温。脾を補う。積を消す。小児の要薬となす。

〔解説〕使君子は、駆虫薬として知られている。『開宝本草』に記載されている。

　現代中国では、駆虫薬として分類され、使君子の効能は「虫を殺す。積を消す」(『中薬学』) とある。

　使君子は、シクンシ科 Combretaceae のインドシクンシ *Quisqualis indica* L. の成熟果実。

166 山豆根 (さんずこん)

〔原文〕山豆根。苦寒。熱を瀉す。毒を解す。喉瘡を治す。

〔解説〕『開宝本草』に記載され、清熱解毒薬として知られている。

　現代中国では、清熱解毒薬として分類され、山豆根の効能は「熱を清す。毒を解す。咽喉を利す。腫を散ず。痛を止める」(『中薬学』) とある。

　山豆根は、マメ科 Leguminosae のクララ属植物 *Sophora subprostrala* CHUN et T. CHEN の根。

167 木鼈子 (もくべつし) 〔木鼈子 (もくべつし)〕

〔原文〕木鼈子。苦微甘温。毒を追う。腫を消す。大腸を利す。

〔解説〕外用薬として皮膚の化膿性病変に用いる。

　木鼈子は、ウリ科 Cucurbitaceae のニガウリ属植物 *Momordica cochinchinensis* SPR. の成熟種子。

168 番木鼈 (まちん)

〔原文〕番木鼈。苦寒。咽喉を利す。痞塊を消す。犬毒を制す。

〔解説〕番木鼈は番木鼈と同じ。ストリキニーネなどの非常に強い毒性のアルカロイドを含んでいる。殺虫に用いる。

番木鼈は、マチン科 Loganiaceae の *Strychnos nux-vomica* L. の種子。

169　土茯苓 (どぶくりょう)

〔原文〕土茯苓。甘淡平。風湿を除く。脾胃を健やかにす。関節を利す。梅瘡癰腫を治す。

〔解説〕土茯苓は、山帰来ともいい、『本草綱目』に記載されている。梅毒の治療に用いる。香川解毒散に配合される。

　現代中国では、清熱解毒薬として分類され、土茯苓の効能は「毒を解す。湿を除く。関節を利す」とある。

　土茯苓は、ユリ科 Liliaceae の *Smilax glabra* Roxburgh. の塊状根茎。

170　石菖蒲 (せきしょうぶ)

〔原文〕石菖蒲。辛温。心を補う。竅を通ず。風痰を除く。胃を開く。痛を止める。

〔解説〕石菖蒲と菖蒲、昌蒲は同じである。難聴、耳鳴りなどに用いられる。『神農本草経』には「昌蒲風寒湿痺、欬逆上気を治す。心孔を開き、五臓を補い、九竅を通じ、耳目を明らかにし、音聲を出だす」とある。『名医別録』には「菖蒲、耳聾、癰瘡を主る。腸胃を温め。小便利、四肢濕痺、屈伸するを得ざる、小兒温瘧、身積熱解せざるを止め」「耳目を聰くす」とある。

　現代中国では、開竅薬として分類され、石菖蒲の効能は「竅を開く。神を寧ず。湿を化す。胃を和す」(『中薬学』)とある。

　石菖蒲は、サトイモ科 Araceae のセキショウ *Acorus gramineus* Soland の根茎である。

171　蒲黄 (ほおう)

〔原文〕蒲黄。甘平。血を行す。瘀を消す。血を止める。

〔解説〕蒲黄は、止血薬として知られている。『神農本草経』には「蒲黄。心

腹膀胱寒熱を治し、小便を利し、血を止め、瘀血を消す」とある。

　現代中国では、止血薬として分類され、蒲黄の効能は「渋を収む。血を止め、血を行す。瘀を去る」（『中薬学』）とある。

　蒲黄は、ガマ科 Typhaceae のガマ 蒲 香蒲 *Typha latifolia* L. の花粉である。

172　澤瀉 (たくしゃ)

〔原文〕**澤瀉。甘淡微鹹平。膀胱に入る。小便を利す。湿熱を除く。消渇、嘔吐、瀉利を治す。**

〔解説〕澤瀉（沢瀉）は利水作用があり、五苓散、猪苓湯、沢瀉湯、八味地黄丸、当帰芍薬散、茯苓沢瀉湯などに配合される。『神農本草経』には「沢瀉。風寒湿痺、乳難を治す。水を消し、五臓を養い、気力を益し、肥え健やかとなる」とある。『名医別録』には「澤瀉、虚損、五労を補い、五臓痞満を除き、陰気を起こし、泄精、消渇、淋瀝を止め、膀胱三焦停水を逐う」とある。

　現代中国では、利水滲湿薬として分類され、沢瀉の効能は「水を利す。湿を滲す。熱を泄す」（『中薬学』）とある。

　沢瀉は、オモダカ科 Alismataceae のサジオモダカ *Alisma orientale* Juzepczuk 又はその近縁植物の塊茎である。

173　浮萍 (ふへい、ふひょう)

〔原文〕**浮萍。辛寒。汗を発す。湿を除く。疥瘡を治す。**

〔解説〕浮萍は発汗作用がある。

　現代中国では、補気薬として分類され、浮萍の効能は「汗を発す。表を解す。疹を透す。風を去る。痒を止める。水を利す。腫を消す」（『中薬学』）とある。

　浮萍は、ウキクサ科 Lemmaceae のウキクサ *Lemna polyrrhiza* L. の全草。

174　海藻 (かいそう)

〔原文〕**海藻。鹹寒。痰飲を化す。癭瘤を消す。湿を除く。水を利す。**

〔解説〕海藻は、利尿作用があり、牡蛎沢瀉散に配合される。『神農本草経』には「海藻。癭瘤気、頸下核、結気を破散し、癰腫、癥瘕堅気、腹中上下鳴るものを治す。十二水腫を下す」とある。『名医別録』には「皮間の積聚、暴癪、留気、熱結を療す。小便を利す」とある。

　現代中国では、化痰薬として分類され、海藻の効能は「痰を消す。堅を軟にす。水を利す」(『中薬学』)とある。

　海藻は、ホンダワラ科 Sargassaceae の海藻で、ホンダワラと同属の褐藻の羊栖菜 Sargassum fusiforme (Harv.) Setch. 及び海蒿子 Sargassum pallidum (Turn.) C. Ag. の全草である。

〔注〕暴癪は急に生じた陰部の病気のこと。

175　羊蹄 (ようてい)

〔原文〕羊蹄。苦寒。頭禿、疥瘙、頑癬を治す。

〔解説〕羊蹄は、皮膚病の薬であり、『神農本草経』には「羊蹄。頭禿疥瘙を治す。熱、女子陰蝕を除く」とある。『名医別録』には「浸淫、疽痔、殺蟲を主る」とある。

　現代中国では、止血薬として分類され、羊蹄の効能は「血を涼す。血を止める。虫を殺す。癬を療す」(『中薬学』)とある。

　羊蹄は、タデ科 Polygonaceae のギシギシ 羊蹄 Rumex japonicus の根である。

176　昆布 (こんぶ)

〔原文〕昆布。味功は海藻と同じ。

〔解説〕昆布は、『名医別録』には「昆布。十二種の水腫、癭瘤、聚結気、瘻瘡を主る」とある。

　現代中国では、化痰薬として分類され、昆布の効能は「痰を消す。堅を軟にす。水を利す」(『中薬学』)とある。

　昆布は、コンブ科 Laminariaceae のマコンブ Laminaria japonica Aresch.、クロメ Ecklonia kurome Okam. の葉状体である。

177　海帯 (かいたい)

〔原文〕海帯。味功は海藻と同じ。

〔解説〕海帯は海草の一種である。

　海帯は、アマモ科 Zosteraceae のアマモ 甘藻 *Zostera marina* である。(『中薬大辞典』)。

178　鷓鴣菜 (しゃこさい)

〔原文〕鷓鴣菜。鹹寒。一切の蟲病を治す。胎毒を下す。

〔解説〕鷓鴣菜は、駆虫薬、回虫症の治療薬として知られている。

　鷓鴣菜は、マクリ、カイニンソウと同じであり、フジマツモ科 Rhodomelaceae のカイニンソウ 海人草 *Digenea simplex* である。

179　石斛 (せっこく)

〔原文〕石斛。甘。平。脾に入れば湿熱を除く。腎に入れば精気を濇す。

〔解説〕石斛は、糖尿病などに用いられる。『神農本草経』には「石斛。傷中を治す。痺を除き、気を下し、五臓、虚労、羸痩を補い、陰を強くす」とある。『名医別録』には「石斛、毒無し。精を益し、内絶不足を補い、胃気を平らにし、肌肉を長じ、皮膚邪熱痱気、脚膝疼冷痺弱を逐い。志を定め驚を除く」とある。

　現代中国では、補虚薬として分類され、石斛の効能は「胃を養う。津を生ず。陰を滋す。熱を除く」(『中薬学』)とある。

　石斛は、ラン科 Orchdaceae のホンセッコク *Dendrobium officinale* K. Kimura et Migo の茎である。

180　石韋 (せきい)

〔原文〕石韋。甘苦微寒。労を補う。淋を通ず。

〔解説〕石韋は、尿路感染症に用いる。『神農本草経』には「石韋、労熱邪気、

五癃閉じて不通のものを治す。小便水道を利す」とある。『名医別録』には「石韋、甘、毒無し。煩を止め、気を下し、膀胱満を通し、五労を補い、五臓を安んじ、悪風を去り、精氣を益す」とある。

　現代中国では、利水滲湿薬として分類され、石韋の効能は「水を利す。淋を通ず。咳を止める」(『中薬学』) とある。

　石韋は、ウラボシ科 Polypodiaceae のヒトツバ *Pyrrosia lingua* Farw. オオヒトツバ *Pyrrosia sheareri* Ching などの全草である。

181　柏実 (はくじつ)　(柏子仁 (はくしにん))

(原文) 甘辛平。脾を補う。心を養う。腎を潤す。肝を滋す。

(解説) 柏実は柏子仁と同じであり、精神を安定させる効果がある。『神農本草経』には「柏実、驚悸を治す。五臓を安んじ、気を益し、風湿痺を除く、久しく服せば人をして潤澤美色、耳目聰明ならしむ」とある。『名医別録』には「柏実、恍惚として、虚損、吸吸たり、歴節、腰中重痛を療す。血を益し、汗を止む」とある。

　現代中国では、安神薬として分類され、柏実の効能は「心を養う。神を安んず。腸を潤す。便を通ず」(『中薬学』) とある。

　柏実は、ヒノキ科 Cupressaceae のコノテガシワ *Thuja orientalis* の種仁である。

182　桂枝 (けいし)

(原文) 桂枝。辛甘温。経を温む。脈を通ず。汗を発す。肌を解す。陽を益す。陰を消す。百薬を宣導す。

(解説) 桂枝には、発汗作用、温補作用があり、桂枝湯、小建中湯などに配合される。『神農本草経』には「箘桂、味は辛、温。百病を治す。精神を養い、顔色を和し、諸薬の先娉、通使となす。久しく服せば、身を軽くし、老いず。面、光華を生じ、媚好は常に童子の如し」とある。

　現代中国では、解表薬として分類され、桂枝の効能は「汗を発す。表を解

す。経を温む。陽を通ず」(『中薬学』)とある。

　桂枝は、クスノキ科 Lauraceae のケイ *Cinnamomum cassia* Blume の幹や
枝の皮。が、円筒形のものをいう。

183　松脂 (しょうし)

〔原文〕松脂。苦温。風を去る。熱を除く。癰疽を治す。

〔解説〕松脂は、松香ともいう、マツヤニのことである。『神農本草経』には
「松脂、味は苦、温。癰疽、悪瘡、頭瘍白禿、疥瘙、風気を治す。五臓を安
んじ、熱を除く」とある。『名医別録』には「胃中伏熱、咽乾、消渇、及び
風痺、死肌を除く。之を錬って、白からしむ。其の赤き者は、悪痺を主る」
とある。

　現代中国では、外用薬として分類され、松脂の効能は「湿を燥す。虫を殺
す。毒を抜く。肌を生ず」(『中薬学』)とある。

　松は、マツ科 Pinaceae のシナマツ *Pinus sinensis* である。松脂はマツ属
の木から分泌される天然樹脂のことである。

184　松節 (しょうせつ)

〔原文〕松節。苦温。骨節間の風湿を除く。

〔解説〕『名医別録』には「松節。温。百節、久風、風虚、脚痺、疼痛を主る」
とある。

　現代中国では、去風湿薬として分類され、松節の効能は「風を去る。湿を
燥す。痛を止める」(『中薬学』)とある。

　松節は、マツ科 Pinaceae のシナマツ *Pinus sinensis* の節である。

185　辛夷 (しんい)

**〔原文〕辛夷。辛、温。肺を温め、竅を通じ、頭面、耳鼻、牙の諸分の
風寒湿を除く。**

〔解説〕辛夷は、鼻炎、副鼻腔炎に用いる。『神農本草経』には「辛夷、味は

辛、温。五臓身体寒熱、風頭脳痛、面皯を治す。久しく服せば、気を下し、身を軽くし、目を明らかにす」とある。『名医別録』には「辛夷、中を温め、肌を解し、九竅を利す。鼻塞涕出を通し、面腫、久痛を引き、眩冒、身洋洋として車船の上に在るが如くの者を治す。鬚髪を生じ、白蟲を去る」とある。

　現代中国では、解表薬として分類され、辛夷の効能は「風寒を散ず。鼻竅を通ず」(『中薬学』) とある。

　辛夷は、モクレン科 Magnoliaceae のコブシ 辛夷 *Magnolia kobus* の花蕾である。

186　杉木 (すぎき)

〔原文〕杉木。辛温。風毒を散ず。

〔解説〕杉木は、『神農本草経』には記載がなく、『名医別録』には「杉材。微温。毒無し。漆瘡を主る」とある。『本草備要』には「杉木。辛温。悪気を去る、風毒を散ず。脚気腫満、心腹脹痛を治す。毒瘡を洗う」とある。『中薬学』や『中薬大辞典』には記載がない。

　杉木は、ヒノキ科 Cupressaceae のスギ 杉 *Cryptomeria japonica* である。

187　沈香 (じんこう)

〔原文〕沈香。辛苦温。気を下す。陽を補う。痰涎を墜す。諸気を理す。精を益す。神を和す。

〔解説〕沈香は、香木である。『名医別録』には「沈香、微温。風水毒腫を療す。悪気を去る」とある。正倉院の薬物の中に「蘭奢侍」として保存されている。

　現代中国では、理気薬として分類され、沈香の効能は「気を行す。痛を止める。逆を降す。中を調う。腎を温む。気を納む」(『中薬学』) とある。

　沈香は、ジンチョウゲ科 Thymelaeaceae の高木の *Aquilaria agallocha* である。

〔注〕涎は、よだれ。墜は、おとす。

188 　白檀香 (びゃくだんこう)

〔原文〕白檀香。辛温。胸膈を利す。邪を去る。胃を開く。食を進む。

〔解説〕白檀香は、檀香ともいう。

　現代中国では、理気薬として分類され、白檀香の効能は「気を行す。中を調う。寒を散ず。痛を止める」(『中薬学』) とある。

　白檀香は、ビャクダン科 Santalaceae のビャクダン　白檀 *Santalum album* である。

189 　紫檀香 (したんこう)

〔原文〕紫檀香。鹹平。血を和す。腫を消す。金瘡の血を止める。疼を定む。

〔解説〕紫檀香は、紫檀ともいい、『本草備要』には「紫檀。鹹寒。血分の薬。栄気を和す。腫毒を消す。金瘡を敷く。血を止め痛を定む」とある。

　紫檀は、マメ科 Fabaceae のケランジィ *Dalbergia cochinchinensis*、マルバシタン *Dalbergia latifolia* などである。

190 　乳香 (にゅうこう)

〔原文〕乳香。苦平温。血を活す。気を調う。肌を生ず。疼を止める。風を去る。筋を舒す。

〔解説〕乳香は、鎮痛薬として知られ、『名医別録』には「乳香。微温。風水毒腫を療す。悪気を去る。風癮疹、痒毒を療す」とある。

　現代中国では、活血去瘀薬として分類され、乳香の効能は「血を活す。痛を止める。腫を消す。肌を生ず」(『中薬学』) とある。

　乳香は、カンラン科 Burseraceae の *Boswellia carterii* BIRDW.、その他同属植物の樹幹から滲出する膠状の樹脂。

191　蘇合香 (そごうこう)

〔原文〕 蘇合香。甘温。竅を通ず。鬱を開く。悪を避け。癇を治す。

〔解説〕 蘇合香は、駆虫剤として知られている。『神農本草経』には記載がない。『名医別録』には「蘇合香、味甘、温、毒無し。悪殺鬼、精物、温瘧、蠱毒、癇を辟けるを主る。三蟲を去き、邪を除く」とある。『本草備要』には「竅を通ず。鬱を開く。一切不正之気を避く」とある。

　現代中国では、開竅薬として分類され、蘇合香の効能は「竅を開く。穢を避く。痛を止める」(『中薬学』) とある。

　蘇合香は、マンサク科 Hamamelidaceae の植物 *Liquidambar orientalis* MILL. の樹幹に傷をつけて流れ出てくる樹脂である。

192　阿魏 (あぎ)

〔原文〕 阿魏。辛平。肉積を消す。蟲を殺す。心腹冷痛を治す。

〔解説〕 『新修本草』には「阿魏。味辛、平、無毒。諸の小蟲を殺すを主る。臭気を去る。症積を破る。悪気を下す。邪鬼蠱毒を除く」とある。

　阿魏は、セリ科 Apiaceae のアギ *Ferula assa-foetida* の茎から採れる樹脂状の物質。

193　血竭 (けっけつ)

〔原文〕 血竭。甘。鹹平。小毒あり。瘀を散ず。疼を除く。能く金瘡口を収む。

〔解説〕 血竭は、日本ではほとんど用いられない。『本草備要』には「内傷血聚、金瘡折跌、瘡口不合を治す。痛みを止め肌を生ず」とある。

　現代中国では、外用薬として分類され、血竭の効能は「外用。血を止める。肌を生ず。瘡を斂す。内服。血を活かす。瘀を散ず。痛を止める」(『中薬学』) とある。

　血竭は、ヤシ科 Palmae のキリンケツヤシ *Daemonorops draco* BL. の果実が分泌する紅色樹脂を塊状に固めたもの。

194 竜脳 (りゅうのう)

〔原文〕竜脳。辛温。諸竅を通ず。鬱火を散ず。風湿を消す。驚癇を治す。

〔解説〕竜脳は消炎、鎮痛剤で心悸亢進に用いる（『漢方診療医典』）。

　竜脳は、フタバガキ科 Dipterocarpaceae の常緑高木、リュウノウジュ *Dryobalanops aromatica* の樹脂。

195 烏薬 (うやく)

〔原文〕烏薬。辛温。気を順す。風を散ず。血凝気滞を治す。

〔解説〕烏薬は、鎮痛薬として知られている。烏薬順気散などに配合される。

　現代中国では、理気薬として分類され、烏薬の効能は「気を行す。痛を止む。寒を散ず。腎を温む」（『中薬学』）とある。

　クスノキ科 Lauraceae の烏薬 *Lindera strychnifolia* F.Vill.（テンダイウヤク）の根を乾燥したもの。

196 丁香 (ちょうこう)

〔原文〕丁香。辛温。胃を煖む。腎を補う。嘔、噦、泄利を治す。

〔解説〕丁香は、丁字、丁子と同じである。芳香健胃薬である。『本草備要』には「丁香。胃冷壅脹、嘔噦呃逆を治す」とある。

　現代中国では、温裏薬として分類され、丁香の効能は「中を温む。逆を降す。腎を温む。陽を助く」（『中薬学』）とある。

　丁香は、フトモモ科 Myrtaceae のチョウジノキ *Syzygium aromaticum* MERR. et Perry の花蕾。

197 没薬 (もつやく)

〔原文〕没薬。苦平。血気の瘀滞を散ず。腫を消す。疼を定む。

〔解説〕没薬は、鎮痛薬として用いられる。『本草備要』には「没薬。結気を

散ず。滞血を通ず。腫を消す。痛を定む。肌を生ず。心胆虚、肝血不足を補う。金瘡、杖瘡、惡瘡、痔漏、翳暈目赤、産後の血氣痛を治す。胎を堕す」とある。

　現代中国では、活血去瘀薬として分類され、没薬の効能は「血を活す。痛を止む。腫を消す。肌を生ず」(『中薬学』)とある。

　没薬は、カンラン科 Burseraceae の *Commiphora myrrha* ENGL.、*Balsamodendron herenbergianum* BERG. などの樹幹の傷口から流出して凝固した樹脂。

198　芦薈 (ろかい)

〔原文〕芦薈。大苦。大寒。熱を清す。蟲を殺す。肝を涼す。心を鎮める。

〔解説〕芦薈は、下剤として用いられる。『本草備要』には「芦薈。功專ら熱を清す。蟲を殺す。肝を涼す。目を明らかにす。心を鎮め煩を除く」とある。

　現代中国では、瀉下薬として分類され、芦薈の効能は「瀉下す。肝を清す。虫を殺す」(『中薬学』)とある。

　芦薈は、ユリ科 Liliaceae の *Aloe ferox* MILL. 又は *A. africana* MILL.、*A. spicata* BAK. との雑種、その他同属植物の葉から得た液汁。

199　樟脳 (しょうのう)

〔原文〕樟脳。辛熱。竅を通ず。滞を利す。湿を除く。蟲を殺す。

〔解説〕樟脳は、衣服の防虫剤として知られている。『本草備要』には、「関を通ず。滞を利す。湿を除く。蟲を殺す」とある。

　樟脳は、クスノキ科 Lauraceae クスノキ 樟 *Cinnamomum camphora* の葉や枝などのチップを水蒸気蒸留して得られる結晶。

200　杜仲 (とちゅう)

〔原文〕杜仲。甘微辛温。肝腎を補う。腰膝痛を治す。

〔解説〕杜仲は、腰痛や高血圧症などに用いられる。『神農本草経』には「杜仲。腰脊痛を治す。中を補い、精気を益し、筋骨を堅くし、志を強め、陰下痒湿、小便余瀝を除く」とある。『名医別録』には「杜仲。脚中酸疼し、地を踐むを欲せざるを主る」とある。

　現代中国では、補陽薬として分類され、杜仲の効能は「肝腎を補う。筋骨を強める。胎を安んず」(『中薬学』) とある。

　杜仲は、トチュウ科 Eucommiaceae の杜仲 *Eucommia ulmoides* Oliver の樹皮である。

201　槐実 (かいじつ)

〔原文〕槐実。苦寒。肝胆を清す。風熱を疎す。大腸を涼す。

〔解説〕槐実は止血作用がある。『本草備要』には「槐実は煩悶、風眩、痔血、腸風を治す」とある。

　現代中国では、止血薬として分類され、槐実の効能は「血を涼す。血を止める」(『中薬学』) とある。

　槐実は、槐角ともいいマメ科 Leguminosae のエンジュ *Sophora japonica* L. の成熟果実。

202　槐花 (かいか)

〔原文〕槐花。苦涼。血を涼す。五痔腸風、下血を治す。

〔解説〕槐花は、止血剤である。『本草備要』には「槐花。風熱目赤、赤白泄痢、五痔腸風、吐崩諸血を治す」とある。

　現代中国では、止血薬として分類され、槐花の効能は「血を涼す。血を止める」(『中薬学』) とある。

　槐花は、マメ科 Leguminosae のエンジュ *Sophora japonica* L. の花。

203　楡白皮 (ゆはくひ)

〔原文〕楡白皮。甘平。諸竅を利す。二便を通ず。胎産を滑す。

〔解説〕楡白皮は、『神農本草経』には「楡皮、大小便不通を治し、水道を利し、邪気を除く」とある。『名医別録』には「楡皮。腸胃の邪熱の氣、腫を消すを主る。性は滑利す。小兒頭瘡痂疕を療す」とある。

　楡白皮は、楡皮と同じ。ニレ科 Ulmaceae のノニレ　シナニレ *Ulmus pumila* L. の樹皮である。

204　乾漆 (かんしつ)

〔原文〕乾漆。辛温。毒あり。血を行す。蟲を殺す。年深凝結の積滞、瘀血を破る。

〔解説〕乾漆は、大黄䗪虫丸などに配合される。『神農本草経』には「乾漆、味は辛、温。毒なし。絶傷を治す。中を補い、筋骨を続ぐ、髄脳を填め、五臓、五緩六急、風寒濕痹を安んず」とある。『名医別録』には「乾漆、咳嗽を療し、瘀血、痞結、腰痛、女子疝瘕を消し、小腸を利し、蛔蟲を去る」とある。

　現代中国では、活血去瘀薬として分類され、乾漆の効能は「血を破る。瘀を去る。経を通ず。虫を殺す」(『中薬学』) とある。

　乾漆は、ウルシ科 Anacardiaceae のウルシ　漆 *Toxicodendron verniciΦuum* Stokes の樹幹からとったうるしを乾燥したものである。

205　厚朴 (こうぼく) 〔厚樸 (こうぼく)〕

〔原文〕厚朴。苦辛温。中を寛ぐ。滞を化す。湿を去る。満を散ず。胃気を平す。痰飲を消す。蟲積を治す。

〔解説〕厚朴は、健胃、平喘、気を巡らす作用があり、半夏厚朴湯、神秘湯、桂枝加厚朴杏仁湯、潤腸湯などに配合される。『神農本草経』には「厚朴、味は苦、温。中風傷寒頭痛、寒熱驚気、血痹死肌を治す。三蟲を去る」とある。『名医別録』には「厚朴、中を温め、気を益す。痰を消し気を下す、霍乱及び腹痛、脹満、胃中冷逆、胸中嘔逆止まざるもの、泄痢、淋露を療す。驚を除き、留熱を去り、煩満を止め、腸胃を厚くす」とある。

現代中国では、芳香化湿薬として分類され、厚朴の効能は「気を行す。湿を燥す。積を消す。喘を平す」(『中薬学』)とある。

厚朴は、モクレン科 Magnoliaceae のホウノキ 厚朴 *Magnolia officinalis* Rehder et Wilson の樹皮や根皮である。

206 蕪荑 (ぶい)

〔原文〕蕪荑。辛平。湿を燥す。食を化す。蟲を殺す。積を消す。

〔解説〕蕪荑は、駆虫剤である。『神農本草経』には「蕪荑、五内邪気、皮膚骨節中の淫淫行毒を散じ、三虫を去り、食を化す」とある。『名医別録』には「蕪荑。寸白を逐い、腸中温温として喘して出づるを散ず」とある。

現代中国では、駆虫薬として分類され、蕪荑の効能は「虫を殺す。積を消す」(『中薬学』)とある。

蕪荑は、無夷と同じである。蕪荑は、ニレ科 Ulmaceae のチョウセンニレ *Ulmus macrocarpa* Hance の種子である。

207 黄柏 (おうばく) 〔黄蘗 (おうばく)〕〔蘗木 (ばくぼく)〕

〔原文〕黄柏。苦寒。火を下す。熱を清す。湿を去る。黄を除く。腎燥を潤す。

〔解説〕黄柏は、抗炎症作用、利胆作用があり、『神農本草経』には「蘗木、五臓腸胃中結気熱、黄疸、腸痔、泄利を止め、女子漏下赤白、陰陽蝕瘡を治す」とある。『名医別録』には「蘗木、驚気皮間に在り、肌膚熱し赤く起り、目熱赤痛、口瘡を療す」とある。

現代中国では、清熱燥湿薬として分類され、黄柏の効能は「熱を清す。湿を燥す。火を瀉す。毒を解す。虚熱を退く」(『中薬学』)とある。

黄柏は、黄蘗、蘗木と同じであり、キハダのことである。黄柏は、ミカン科 Rutaceae のキハダ *Phellodendron amurense* Ruprecht の樹皮である。

208　秦皮 (しんぴ)

〔原文〕秦皮。苦寒。目疾を療す。熱利、下重を治す。

〔解説〕秦皮は、熱性下痢に効果があり、白頭翁湯、白頭翁加甘草阿膠湯などに配合される。『神農本草経』には「秦皮、風寒湿痺、洗洗寒気を治す」とある。『名医別録』には「男子精少なき、婦人帯下、小児癇、身熱を療す」とある。

　現代中国では、清熱解毒薬として分類され、秦皮の効能は「熱を清す。毒を解す。肝を清す。目を明らかにす」(『中薬学』)とある。

　秦皮は、モクセイ科 Oleaceae のリョウシンピ *Fraxinus rhynchophylla* Hance の樹皮である。

209　苦楝子 (くれんし)

〔原文〕苦楝子。苦寒。湿熱を瀉す。虫を殺す。疝を治す。疼を定む。

〔解説〕苦楝子は、楝実、練実、川楝子と同じであり、腹痛に用いる。『神農本草経』には「練実、温疾、傷寒、大熱煩狂を治す。三蟲疥瘍を殺す。小便や水道を利す」とある。『名医別録』には「練実、小毒有り。根は微寒、蚘蟲を療し大腸を利す。」とある。

　現代中国では、理気薬として分類され、苦楝子の効能は「気を行す。痛を止める。虫を殺す。癬を療す」(『中薬学』)とある。

　苦楝子は、センダン科 Meliaceae のセンダン *Melia azedarach* L. 及びトウセンダン *M. toosendan* Siebold & Zucc. の成熟果実である。

210　苦楝根皮 (くれんこんひ)

〔原文〕苦楝根皮。微寒。虫を殺す。大腸を利す。

〔解説〕苦楝根皮は、苦楝子の根の部分である。『名医別録』には「苦楝子、根は微寒、蚘蟲を療し大腸を利す」とある。

　現代中国では、駆虫薬として分類され、苦楝根皮の効能は「虫を殺す。癬を療す」(『中薬学』)とある。

苦棟根皮は、センダン科 Meliaceae のセンダン *Melia azedarach* L. 及びトウセンダン *M. toosendan* Siebold & Zucc. の根の部分である。

211 梓白皮 (しはくひ)

〔原文〕 梓白皮。苦寒。熱を除く。三虫を去る。目疾を療す。

〔解説〕 梓白皮は、『神農本草経』には「熱を治す。三虫を去る」とある。『名医別録』には「目中患を療す」とある。麻黄連軺赤小豆湯に配合される。

　梓白皮は、ノウゼンカズラ科 Bignoniaceae のキササゲ 梓 *Catalpa ovata* Don の樹皮である。

212 梓白葉 (しはくよう)

〔原文〕 梓白葉。瘰癧瘻瘡を主る。また、嫩葉を伝う。爛瘡を治す。

〔解説〕 梓白皮は、ノウゼンカズラ科 Bignoniaceae のキササゲ 梓 *Catalpa ovata* Don の葉である。

213 皂莢 (そうきょう)

〔原文〕 皂莢。辛温。風を捜す。熱を泄す。竅を通ず。

〔解説〕 皂莢は『神農本草経』には「風痺死肌、邪氣風頭涙出を治す。水を下し、九竅を利し、鬼精物を殺す」とある。『名医別録』には「腹脹満を療す。穀を消す。咳嗽嚢結、婦人胞落ちざるを除く。目を明らかにす。精を益す。沐藥となすべし。湯に入れず」とある。

　現代中国では、化痰藥として分類され、皂莢の効能は「痰を去る。竅を開く」(『中薬学』) とある。

　皂莢は、マメ科 Leguminosae の猪牙皂 トウサイカチ *Gleditsia officinalis* Hemsl の果実である。

214　皂莢子 (そうきょうし)

〔原文〕皂莢子。瘰癧、悪瘡を主る。大腸を利す。産難を治す。

〔解説〕皂莢子は、マメ科 Leguminosae の猪牙皂 トウサイカチ *Gleditsia officinalis* Hemsl の種子である。

215　皂莢刺 (そうきょうし)

〔原文〕皂莢刺。癰疽及び胎衣下らざるを主る。

〔解説〕現代中国では、化痰薬として分類され、皂莢刺の効能は「毒を托す。膿を排す。血を活かす。癰を消す」(『中薬学』) とある。

　莢子は、マメ科 Leguminosae の猪牙皂トウサイカチ *Gleditsia officinalis* Hemsl の棘刺である。

216　猪牙皂莢 (ちょがそうきょう)

〔原文〕猪牙皂莢。辛鹹。温微毒。性極めて尖利なり。風湿を除く。垢膩を去る。九竅を利す。之れを吹けば、之れを導す。則ち上下の関竅を通ず。

〔解説〕猪牙皂莢は、マメ科 Leguminosae の猪牙皂トウサイカチ *Gleditsia officinalis* Hemsl のすでに衰えたか、傷ついたあとに結んだ果実。

217　巴豆 (はず)

〔原文〕巴豆。辛熱。大毒有り。大いに燥す。大いに瀉す。竅を開く。滞を宣す。臓腑沈寒癖積を去る。

〔解説〕巴豆は、強力な下剤である。走馬湯、紫円、備急円などに配合される。『神農本草経』には「傷寒温瘧寒熱を治す。癥瘕結堅積聚、留飲淡癖、大腹水脹を破り、五藏六府を蕩練し、閉塞を開通し、水穀の道を利し、悪肉を去り、鬼蠱毒注邪物を除き、蟲魚を殺す」とある。『名医別録』には「生は温。熟は寒。大毒有り。女子月閉、爛胎、金創、膿血を利せざるを療す。陰を丈

夫にし、斑蝥毒を殺す。之を餌うに練ぶべし。血脈を益し、人をして好い色に変化せしめ、鬼神に通じせしむ」とある。

巴豆は、トウダイグサ科 Euphorbiaceae のハズ *Croton tiglium* L. の成熟種子である。

218　蘇木 (そぼく)

〔原文〕蘇木。甘鹹平。表を解す。血を行す。瘀を去る。

〔解説〕蘇木は『新修本草』収載され「蘇方木。味甘鹹平、毒無。血を破る。産後、血が脹悶し、死せんと欲する者に、五両を水もしく酒で煮て、濃汁を取りてこれを服す。効あり」とある。通導散に配合される。

現代中国では、活血去瘀薬として分類され、蘇木の効能は「血を活す。経を通ず。瘀を去る。痛を止める」(『中薬学』) とある。

蘇木はマメ科 Leguminosae のスオウ *Caesalpinia sappan* Linne の心材である。

219　烏臼木 (うきゅうぼく)

〔原文〕烏臼木。苦。涼。熱を瀉す。水を利す。腸を通ず。

〔解説〕烏臼木は、『新修本草』に「烏臼木根皮、味苦、微温、毒有り。暴水、症結、積聚を主る」とある。

烏臼木は、トウダイグサ科 Euphorbiaceae のナンキンハゼ (ウキュウボク) *Sapium sebiferum* である。

220　水楊 (すいよう)

〔原文〕水楊。苦平。気血を行らせるに宜し。痘瘡頂陥、起たざる者、枝を用う。湯に煎じて之を浴びる。

〔解説〕水楊は、『新修本草』には「味苦、平、毒無し。久利赤白を主る」とある。

水楊は、ヤナギ科 Salicaceae のネコヤナギ、カハヤナギ *Salix gracilistyla*

である。

221　海桐皮 (かいとうひ)

〔原文〕海桐皮。苦温。風湿を去る。虫を殺す。経絡を行す。痺疼を定む。

〔解説〕海桐皮は、関節リウマチ、腰痛に用いられる。

　現代中国では、去風湿薬として分類され、海桐皮の効能は「風湿を去る。経絡を通ず」(『中薬学』)とある。

　海桐皮は、マメ科 Leguminosae の海桐 *Erythrina variegata* の乾燥樹皮。

222　檉柳 (ぎょりゅう)

〔原文〕檉柳。甘鹹温。痞を消す。小便を利す。酒毒を解す。明の人、繆希雍、以て麻疹の神薬となす。

〔解説〕檉柳は、ギョリュウ科 Tamaricaceae のギョリュウ *Tamarix chinensis* である。

223　椶櫚 (しゅろ)〔棕櫚 (しゅろ)〕

〔原文〕椶櫚。苦濇。平。吐衄血を止める。

〔解説〕椶櫚は、ヤシ科 Arecaceae のワジュロ *Tracbycarpus fortunei* である。

224　大風子 (だいふうし)

〔原文〕大風子。辛熱。毒有り。虫を殺す。疥癩悪瘡を治す。

〔解説〕大風子は、ハンセン病の治療薬として使用されてきた。

　大風子は、イイギリ科 Flacourtiaceae のダイフウシノキ *Hydnocarpus anthelmintica* PIERRE の成熟種子。

225 訶子 (かし)

〔原文〕訶子。苦酸濇温。肺を斂す。中を調え、瀉を止む。喘嗽を治す。心腹冷気を主る。

〔解説〕訶子は、響声破笛丸に配合される。『新修本草』には「訶梨勒、味苦、温、毒無し。冷氣、心腹脹満を主る。宿物を下す」とある。訶梨勒と訶子は同じである。

現代中国では、収渋薬として分類され、訶子の効能は「腸を渋す。肺を斂す。気を下す。咽を利す」（『中薬学』）とある。

訶子は、シクンシ科 Combretaceae のミロバラン *Terminalia chebula* Retzius の成熟果実。

226 地骨皮 (じこっぴ)

〔原文〕地骨皮。甘淡。寒。肺中の伏火を瀉す。血を涼ます。虚熱を除く。子（枸杞子）。甘平。肺を潤す。肝を清す。腎を滋す。虚を補う。

〔解説〕地骨皮は、瀉白散などに配合される。『神農本草経』には「枸杞、味は苦、寒。平沢に生ずる。五内、邪気、熱中消渇、周痹を治す。久しく服せば、筋骨を堅くし、身を軽くし、老に耐ゆ」とある。『名医別録』には「枸杞、根は大寒、子は微寒、毒無し。風濕、胸脅の氣を下し、客熱、頭痛を主る。内傷、大勞、噓吸を補う。筋骨を堅め、陰を強め、大小腸を利し、寒暑に耐う」とある。

現代中国では、清虚熱薬として分類され、地骨皮の効能は「血を涼す。蒸を退く。肺熱を清泄す」（『中薬学』）とある。

地骨皮は、ナス科 Solanaceae の枸杞 *Lycium chinense* Miller の根皮である。子（枸杞子）は、枸杞の成熟果実である。

227 酸棗仁 (さんそうにん)

〔原文〕酸棗仁。甘酸。平。心を寧んず。汗を斂す。胆虚眠らざるを治す。

（解説）酸棗仁は棗の種であり、不眠症に用い、加味帰脾湯、酸棗仁湯に配合される。『神農本草経』には「酸棗、味は酸、平。心腹寒熱、邪結気、四肢酸疼、湿痺を治す。久しく服せば、五臓を安んじ、身を軽くし、年を延ぶ」とある。『名医別録』には「酸棗。煩心、眠り得ざるもの、臍の上下痛、血轉、久泄、虚汗、煩渇を主る。中を補い。肝気を益し、筋大骨を堅め、陰気を助け、人をして肥健せしむ」とある。

　現代中国では、安神薬として分類され、酸棗仁の効能は「心を養う。神を安ず。汗を斂す」（『中薬学』）とある。

　酸棗仁は、クロウメモドキ科 Rhamnaceae のサネブトナツメ *Zizyphus jujuba* Miller の種子である。

228　蔓荊子 （まんけいし）

（原文）蔓荊子。辛苦。微寒。上焦風熱を散ず。九竅を通ず。頭目を利す。

（解説）蔓荊子は、『神農本草経』には「蔓荊実、味は苦、微寒。筋骨間の寒熱、湿痺拘攣を治す。目を明らかにし、歯を堅くし、九竅を利し、白蟲を去る」とある。『名医別録』には「蔓荊実、辛、平、温、毒無し。長蟲を去る。風頭痛、脳鳴、目涙出。益気を主る。人をして光澤脂緻せしめる」とある。

　現代中国では、辛涼解表薬として分類され、蔓荊子の効能は「風熱を疏散す。頭目を清利す」（『中薬学』）とある。

　蔓荊子は、蔓荊実と同じである。クマツヅラ科 Verbenaceae ハマゴウ 浜栲 *Vitex rotundifolia* L. fil. の果実である。

229　女貞子 （じょていし）

（原文）女貞子。甘。苦。平。肝腎を益す。

（解説）女貞子は、『神農本草経』には「中を補い、五臓を安んじ、精神を養い、百疾を除き、久しく服せば、肥え健やかとなり、身を軽くし、老いず」とある。

現代中国では、補陰薬として分類され、女貞子の効能は「肝腎を補益す。熱を清す。目を明らかにす」（『中薬学』）とある。

女貞子は、モクセイ科 Oleaceae のトウネズミモチ *Ligustrum lucidum* AIt. の成熟果実である。

230　山茱萸 (さんしゅゆ)

（原文）山茱萸。辛酸。温。腎を補う。肝を温む。精を固む。気を秘す。

（解説）山茱萸は、強壮作用があり、八味地黄丸、六味地黄丸に配合される。『神農本草経』には「山茱萸、味は酸、平。山谷に生ず。心下邪気寒熱を治す。中を温め、寒湿痺を逐い、三虫を去る」とある。『名医別録』には「山茱萸、腸胃風邪。寒熱、疝瘕、頭脳風、風気去來、鼻塞、目黄、耳聾、面皰を主る。中を温め、気を下し、汗を出さしめ、陰を強くし、精を益し、五臓を安んじ、九竅を通じ、小便利を止め、目を明らかにし、力を強め、年を長ず」とある。

現代中国では、収渋薬として分類され、山茱萸の効能は「肝腎を補益す。収斂固渋す」（『中薬学』）とある。

山茱萸は、ミズキ科 Cornaceae のサンシュユ *Cornus officinalis* Siebold et Zuccarini の偽果の果肉である。

231　桑白皮 (そうはくひ)

（原文）桑白皮。甘辛。寒。肺を瀉す。気を下す。水を行す。嗽を止む。

（解説）桑白皮は、鎮咳、平喘作用があり、五虎湯などに配合される。『神農本草経』には、「桑根白皮、味は甘、寒。山谷に生ず。傷中、五勞、六極、羸痩、崩中脉絶を治す。虚を補い、気を益し、葉は寒熱を除き、汗を出だす。桑耳の黒き者は、女子漏下、赤白汁血病、癥瘕積聚腹痛、陰陽寒熱、無子を治す」とある。『名医別録』には「桑根白皮、毒無し。肺中の水気を去る。唾血、熱渇、水腫、腹満、臚脹を止め。水道を利し、寸白を去り、金創を縫うを可とす」とある。

現代中国では、止咳平喘薬として分類され、桑白皮の効能は「肺を瀉す。喘を平す。尿を利す。腫を消す」（『中薬学』）とある。

桑白皮は、桑根白皮と同じである。桑白皮は、クワ科 Moraceae のクワ *Morus alba* L. の根の皮である。

232 梔子 (しし)

〔原文〕梔子。苦寒。三焦鬱火を瀉す。心痛吐衄血を治す。

〔解説〕梔子は、発熱、黄疸などに用いる。茵蔯蒿湯、黄連解毒湯に配合される。『神農本草経』には「梔子。五内邪気、胃中熱気、面赤、酒皰皶鼻、白癩、赤癩、瘡瘍を治す」とある。『名医別録』には「梔子。目熱赤痛、胸中の心、大小腸の大熱、心中煩悶、胃中熱気を療す」とある。

現代中国では、清熱瀉火薬として分類され、梔子の効能は「火を瀉す。煩を除く。熱を清す。湿を利す。血を涼す。毒を解す」(『中薬学』) とある。

梔子は、山梔子と同じである。梔子は、アカネ科 Rubiaceae のクチナシ 梔子 *Gardenia jasminoides* Ellis の果実である。

233 枳実 (きじつ)

〔原文〕枳実。苦酸。微寒。気を破る。痰を行す。胸膈を利す。腸胃を寛す。枳穀。味、功は、は枳実と同じにして力は緩で、小異となす。

〔解説〕枳実は、気を巡らせる作用があり、大柴胡湯、枳実芍薬散などに配合される。『神農本草経』には「大風、皮膚中に在りて、麻豆の如く苦痒を治す。寒熱熱結を除き、利を止め、肌肉を長じ、五臓を利し、気を益し、身を軽くす」とある。『名医別録』には「枳実、酸、微寒、毒無し。胸脅痰癖を除き、停水を逐い、結実を破り、脹満、心下急、痞痛、逆氣、脅風痛を消す。胃気を安んじ、溏泄を止め、目を明らかにす」とある。

現代中国では、理気薬として分類され、枳実の効能は「気を破る。積を消す。痰を化す。痞を除く」(『中薬学』) とある。

枳実は、ミカン科 Rutaceae のダイダイ *Citrus aurantium* L.、イチャンレモン *C. wilsonli* Tanaka、カラタチ *Poncirus trifoliata* Rafin. などの未熟果実である。更に成熟の進んだものを枳穀としている。

234　五加皮 <small>(ごかひ)</small>

〔原文〕五加皮。辛苦温。風湿を去る。筋骨を壮す。

〔解説〕五加皮は、『神農本草経』には「心腹疝気腹痛を治す。気を益し、躄、小児行く能わざるもの、疽瘡陰蝕を療す」とある。『名医別録』には「男子陰痿、嚢下湿、小便餘瀝、女人陰癢及び腰脊痛、両脚疼痺風弱、五緩虚羸を主る。中を補い、精を益し、筋骨を堅くす。志意を強くす。久しく服せば、身を軽くし、老いに耐える」とある。

　現代中国では、去風湿薬として分類され、五加皮の効能は「風湿薬を去る。筋骨を強くす」(『中薬学』) とある。

　五加皮は、五加と同じである。紅柳 (北五加皮) はガガイモ科 Asclepiadaceae の *Periploca sepium* Bunge、南五加皮はウコギ科 Araliaceae の細柱五加 (五加) *Acanthopanax gracilisylus* W. W. Smith、紀氏五加 (紅毛五加) はウコギ科 Araliaceae の *Acanthopanax giraldii* Harms. などの根皮や幹皮である。

235　衛矛 <small>(えいぼう)</small>　〔衞矛 <small>(えいぼう)</small>〕

〔原文〕衛矛。苦寒。瘀血を破る。経血を通ず。虫を殺す。

〔解説〕衛矛は、『神農本草経』では「衞矛。女子崩中下血。腹満汗出を治す。邪を除き、鬼毒蠱注を殺す」とある。『名医別録』では「衛矛、中悪、腹痛を主る。白蟲を去り、皮膚風毒腫を消し、陰中を解せしむ」とある。

　衞矛は、鬼箭羽のことで、ニシキギ科 Celastraceae のニシキギ　錦木 *Euonymus alatus* (Thunb.) Sieb. の枝にでるコルク質の翼である。

236　石南 <small>(せきなん)</small>

〔原文〕石南。辛苦。平。風を除く。腎を補う。

〔解説〕石南は、『神農本草経』には「石南草、腎気、内傷、陰衰を養う。筋骨皮毛を利す。実は、蠱毒を殺し、積聚を破り、風痺を逐う」とある。『名医別録』には「五臓邪気を療す。熱を除く。女子は久服すべからず。男を思わせしむ」とある。

石南は、石南草と同じである。バラ科 Rosaceae のオオカナメモチ *Photinia serrulata* Lindl. の葉である。

237　楮實 (ちょじつ)

〔原文〕楮實。甘寒。陽気を助け、陰痿を起こす。皮は、甘平。水気腫満を治す。葉は、甘涼。湿熱を去る。下痢を治す。

〔解説〕楮實は、『名医別録』には「楮実、陰痿水腫を主り、氣を益し、肌膚を充たし、目を明らかにし、久しく服せば、飢えず。老いず、身を輕くす」とある。

　楮實は、くわ科 Moraceae のカジノキ *Broussonetia papyrifera* の実である。

238　接骨木 (にわとこ、せっこくぼく)

〔原文〕接骨木。甘苦。平。風を除く。水を利す。折傷を治す。

〔解説〕接骨木は、『新修本草』収載され「味甘、苦、平、毒無し。折傷を主る、筋骨を続く。風癢齲歯を除く」とある。外傷の治療に用いられる。

　接骨木ニワトコは、レンプクソウ科 Adoxaceae の接骨木 庭常 *Sambucus sieboldiana* var. pinnatisecta である。

239　金桜子 (きんおうし)

〔原文〕金桜子。酸濇平。精を固む。気を秘す。

〔解説〕金桜子は、現代中国では、収渋薬として分類され、効能は「精を固め、尿を縮す。腸を渋り瀉を止む」(『中薬学』)とある。

　金桜子は、バラ科 Rosaceae のナニワイバラ *Rosa laevigata* MICHX. の成熟果実。

240　密蒙花 (みつもうか)

〔原文〕密蒙花。甘微寒。肝を潤す。目を明らかにす。

〔解説〕密蒙花は、眼疾患に用いる。

　密蒙花は、フジウツギ科 Loganiaceae のワタフジウツギ *Buddleia officinalis* Maxim. の花序や花蕾。

241　木槿 <small>(むくげ)</small>

〔原文〕木槿。苦涼。血を治す。燥を潤す。

〔解説〕木槿は皮膚病に用いる。外用する。

　木槿は、アオイ科 Malvaceae のムクゲ 木槿 *Hibiscus syriacus* L. である。枝や根の皮を用いる。

242　木芙蓉 <small>(もくふよう)</small>

〔原文〕木芙蓉。辛平。血を涼す。毒を解す。熱を散ず。痛を止む。腫を消す。膿を排す。

〔解説〕木芙蓉は、『中薬大辞典』には、木芙蓉花として記載されている。『中薬大辞典』によれば、薬効は「清熱する、血を涼める、腫を消す、解毒する効能がある」とある。

　木芙蓉は、アオイ科 Malvaceae の芙蓉 *Hibiscus mutabilis* である。

243　山茶花 <small>(さざんか)</small>

〔原文〕山茶花。甘微。辛寒。血を涼す。湯火傷、灼（お灸）は、麻油で 調え塗る。

〔解説〕山茶花は、『中薬大辞典』に記載はない。

　山茶花は、ツバキ科 Theaceae のサザンカ 山茶花 *Camellia sasanqua* である。

244　茯苓 <small>(ぶくりょう)</small>

〔原文〕茯苓。甘淡平。脾を益す。湿を除く。心を補う。水を行す。魂

を安んず。神を養う。

(解説) 茯苓は、利尿作用や健胃作用があり、五苓散に配合される。『神農本草経』には「茯苓、胸脇逆気、憂恚、驚邪、恐悸、心下結痛、寒熱、煩満、欬逆を治す。口焦舌乾を止め、小便を利し、久しく服せば、魂魄を安んず。神を養い、飢えず、年を延ぶ」とある。『名医別録』には「茯苓、無毒。消渇、好く睡る、大腹淋瀝、膈中の痰水、水腫淋結を止め、胸腑を開き、臓気を調え、腎邪を伐ち、陰を長じ、気力を益し、神を保ち中を守る」とある。

　現代中国では、利水滲湿薬薬として分類され、茯苓の効能は「水を利す。湿を滲す。脾を健やかにす。神を安んず」(『中薬学』)とある。

　茯苓は、サルノコシカケ科 Polyporaceae のマツホド *Poria cocos* Wolf の菌核で外層を除いたもの。

245　桑寄生 (そうきせい)

〔原文〕 桑寄生。苦甘温。筋骨を補う。風湿を散ず。

(解説) 桑寄生は、『神農本草経』には「腰痛、小児背強、癰腫を治す。胎を安んじ、肌膚を充たし、髪歯を堅くし、鬚眉を長ず」とある。『名医別録』には「金創を主る。痺、女子崩中、内傷不足、産後餘疾を去る。乳汁を下す」とある。

　現代中国では、去風湿薬として分類され、桑寄生の効能は「風湿を去る。肝腎を補う。筋骨を強める。胎を安んず」(『中薬学』)とある。

　桑寄生は、桑上寄生ともいい、ヤドリギ科 Loranthaceae の *Loranthus parasiticus* Merr. の各種植物の葉を帯びた茎枝で、寄生は、桑とは限らず多種の樹木に寄生する。

246　猪苓 (ちょれい)

〔原文〕 猪苓。甘淡。平。湿気を浸す。水道を利す。表裏を分解す。痎瘧を治す。

(解説) 猪苓は、利尿作用、渇を除く作用があり五苓散、猪苓湯に配合される。

『神農本草経』には「猪苓、痎瘧を治す。毒蠱注不祥を解し、水道を利し、久しく服せば、身を軽くし、老に耐ゆ」とある。

現代中国では、利水滲湿薬として分類され、猪苓の効能は「水を利す。湿を滲す」(『中薬学』)とある。

猪苓は、サルノコシカケ科 Polyporaceae のチョレイマイタケ *Polyporus umbellatus* Fries の菌核である。

247　雷丸 (らいがん)

(原文) **雷丸。苦寒。小毒有り。積を消す。虫を殺す。**

(解説) 雷丸は、条虫の駆虫薬として用いられる。『神農本草経』には「三蟲を殺し、毒気、胃中熱を逐い、丈夫に利あるも、女子に利あらず、膏を作り小兒百病に摩す」とある。『名医別録』には「邪気、悪風、汗出を逐う。皮中熱結、積聚、蠱毒、白蟲を除く。寸白自ら出づるを止まず。久しく服せば、陰痿せしむ」とある。

現代中国では、駆虫薬として分類され、雷丸の効能は「虫を殺す」(『中薬学』)とある。

雷丸は、サルノコシカケ科 Polyporaceae 雷丸菌 *Omphalia lapidescens* Schroet. の菌核である。

248　松蘿 (しょうら)

(原文) **松蘿。苦甘平。肝を平にす。風を除く。痰を去る。水を利す。女子陰腫を治す。**

(解説) 松蘿は、『神農本草経』には「松蘿、瞋怒邪気、虚汗出づるを止め、頭風、女子陰寒腫痛を治す」とある。『名医別録』には「松蘿、痰熱、温瘧を療す。湯を吐くを可とす。水道を利す」とある。

松蘿は、サルオガセ科 Usneaceae のヨコワサルオガセ *Usnea diffracta* Vain. の全草である。

249　琥珀 (こはく)

（原文）琥珀。甘平。心を寧ず。小便を利す。瘀血を消す。驚を鎮む。目を明らかにす。

（解説）琥珀は、『名医別録』には「五臓を安んじ、魂魄を定め、精魅邪鬼を殺し、瘀血を消し、五淋を通ずるを主る」とある。

　琥珀は古代の松の樹などの樹脂の化石である。

250　竹葉 (ちくよう)

（原文）竹葉。辛淡。甘寒。上焦の煩熱を除く。痰を消す。渇を止む。

（解説）竹葉には、清熱、鎮咳作用があり、竹葉石膏湯に配合される。『神農本草経』には「竹葉、味は苦、平。欬逆上気、溢筋悪瘍を治す。小蟲を殺す。根は湯を作る。気を益し、渇を止め、虚を補い、気を下す」とある。『名医別録』には「竹葉、大寒、毒無し。煩熱、風痙、喉痺、嘔吐を除く」とある。

　現代中国では、清熱薬として分類され、竹葉の効能は「熱を清す。煩を除く。津を生ず。尿を利す」（『中薬学』）とある。

　竹葉は、イネ科 Poaceae の苦竹 *Pleioblastus amarus* (Keng) Keng fil. の葉である。

251　竹瀝 (ちくれき)

（原文）竹瀝。甘大寒。風を去る。火を降す。痰を豁す。燥を潤す。胸中の煩熱を治す。

（解説）竹瀝は、『名医別録』には「其瀝（竹瀝）、大寒。暴中風、風痺、胸中大熱を療す。煩悶を止む」とある。

　現代中国では、化痰薬として分類され、竹瀝の効能は「熱を清す。痰を滑す」（『中薬学』）とある。

　竹瀝は、イネ科 Gramineae のハチク *Phyllostachys nigra* MUNRO var. *henonis* STAPF などの竹竿を加熱して流れ出た液汁。

252 竹筎 (ちくじょ)

〔原文〕竹筎、甘微寒。胃を開く。肺を清す。心煩、嘔噦吐、衄血等を治す。

〔解説〕竹筎は、竹筎温胆湯などに含まれる。『名医別録』には「其の皮筎、微寒、嘔、温氣、寒熱、吐血、崩中を治す。筋を溢す」とある。

　現代中国では、化痰薬として分類され、竹筎の効能は「熱痰を清化す。煩を除く。嘔を止む」(『中薬学』)とある。

　竹筎は、イネ科 Gramineae のハチク *Phyllostachys nigra* MUNRO var. *henomnis* STAPF その他同属植物の竹竿の上皮を薄く剥ぎ去り、皮下の帯緑白色部を薄く削ったもの。

253 天竹黄 (てんちくおう) 〔天竺黄 (てんじくおう)〕

〔原文〕天竹黄。甘微寒。心を涼す。熱を瀉す。痰を豁す。驚を治す。

〔解説〕天竹黄は、『開宝本草』に初めて記載され、『本草綱目』には「天竹黄は、竹瀝と同様な効果がある」とある。

　現代中国では、化痰薬として分類され、天竹黄の効能は「熱を清す。痰を豁す。心を涼す。驚を定む」(『中薬学』)とある。

　天竹黄は、イネ科 Gramineae のホウライチク属植物 *Bambusa textilis* MCCLURE の茎内の分泌液が乾燥し凝結して塊状となったもの。果部。

254 大棗 (たいそう)

〔原文〕大棗。甘温。脾胃を滋す。心肺を潤す。百薬を和す。

〔解説〕大棗は、『神農本草経』には「心腹邪気を治す。中を安んじ、脾を養い、十二經を助け、胃気を平らにし、九竅を通じ、少気、少津、身中不足を補う」とある。『名医別録』には「中を補い氣を益す。力を強め、煩悶を除き、心下懸、腸澼を療す」とある。

　現代中国では、補気薬として分類され、大棗の効能は「中を補う。気を益す。血を養う。神を安んず。薬性を緩和す」(『中薬学』)とある。

大棗は、クロウメモドキ科 Rhamnaceae のナツメ 棗 *Ziziphus jujuba* Mill.
の果実である。

255　桃仁 (とうにん)

（原文）桃仁。苦甘平。血を破る。燥を潤す。肝気を緩む。大腸を通ず。
花は、苦平。宿水を下す。痰飲を除く。

（解説）桃仁は、『神農本草経』には「瘀血、血閉痕、邪気を治す。小蟲を殺
す。桃花は、注悪鬼を殺し、人をして色を好からしむ」とある。『名医別録』
には、「欬逆上気を止む。心下堅を消す。卒暴撃血を除く。癥痕を破る。月
水を通ず。痛を止む。桃花、味苦、平、毒無し。主水氣を除く、石淋を破る、
大小便を利す、三蟲を下す、人面を悅澤せしむを主る」とある。
　現代中国では、活血去瘀薬として分類され、桃仁の効能は「血を活かす。
瘀を去る。腸を潤す。便を通ず」（『中薬学』）とある。
　桃仁は、桃核、桃核仁ともいう。桃仁は、バラ科 Rosaceae のモモ *Prunus
persica* (L.) Batsch、ノモモ *Prunus davidiana* Franch. などの種子である。
桃花は、桃の花。

256　杏仁 (きょうにん)

（原文）杏仁。辛苦甘温。気を下す。痰を行す。燥を潤す。喘咳を治す。
狗毒を制す。

（解説）杏仁は、『神農本草経』には「欬逆上気、雷鳴喉痺、気を下し、産乳
金創、寒心貫豚を治す」とある。『名医別録』には「驚癇、心下煩熱、風気
去來、時行頭痛、解肌を主る。心下急を消し、狗毒を殺す」とある。麻杏甘
石湯、麻杏薏甘湯などに含まれる。
　現代中国では、止咳平喘薬として分類され、杏仁の効能は「咳を止む。喘
を平にす。腸を潤す。便を通ず」（『中薬学』）とある。
　杏仁は、杏核人と同じである。杏仁は、バラ科 Rosaceae の杏 *Prunus
armeniaca* L. var. *ansu* Maximowicz の種子である。

257 烏梅 (うばい)

〔原文〕烏梅。酸渋温。腸を濇す。肺を斂す。津を生ず。虫を殺す。

〔解説〕烏梅は、咳や下痢に効果がある。『神農本草経』には「気を下し、熱煩満、心を安んじ、肢体痛、偏枯不仁死肌を除き、青黒誌悪疾を去る」とある。『名医別録』には「下痢、好 唾をし、口乾を止む」とある。

　現代中国では、収渋薬として分類され、烏梅の効能は「肺を斂す。腸を濇す。津を生ず。蛔を安んず」(『中薬学』)とある。

　烏梅は、梅実ともいう。烏梅は、バラ科 Rosaceae のウメ 梅 *Prunus mume* Sieb. et Zucc. の未熟果実を燻蒸したものである。

258 李根皮 (りこんぴ)

〔原文〕李根皮。鹹苦寒。熱毒消渇を主る。奔豚気を治す。

〔解説〕李根皮は、『名医別録』には「消渇を主る、心煩、逆奔気を止む」とある。奔豚湯に配合される。

　李根皮は、バラ科 Rosaceae のスモモ 李 *Prunus salicina* の根皮の甘皮部分を乾燥したもの。

259 栗 (くり)

〔原文〕栗。鹹温。気を益す。腸胃を厚くす。腎を補う。

〔解説〕栗は、『名医別録』には「気を益すを主る。腸胃を濃にし、腎気を補い、人をして飢に耐えせしむ」とある。

　栗は、ブナ科 Fagaceae のクリ 栗 *Castanea crenata* である。

260 陳橘皮 (ちんきっぴ)

〔原文〕陳橘皮。中を調え、膈を快くし、滞を導き、気を理め、湿を燥。

〔解説〕陳橘皮は、『名医別録』には「気を下し、嘔欬を止め、膀胱留熱を除き、停水、五淋を下し、小便を利す。脾の不消穀する能わざるを主る。気を

胸中を衝き、吐逆、霍乱を主る。泄を止め、寸白を去る」とある。

　陳橘皮は、陳皮である。ミカン科 Rutaceae のうんしゅうみかん *Citrs unshiu* Marcov の果実の果皮乾燥させた物である。

261　青橘皮 (せいきっぴ)

〔原文〕 青橘皮。辛苦温。肝を瀉す。気を破る。痃を消す。

〔解説〕 青橘皮は、青皮と同じである。

　青皮は、ミカン科 Rutaceae の *Citrus reticulata* などの成熟する前の果皮を乾燥したもの。

262　木瓜 (もっか)

〔原文〕 木瓜。酸濇温。脾を和す。筋を舒す。湿を去る。水を消す。

〔解説〕 木瓜は、『名医別録』には「湿痺邪気、霍乱、大いなる吐下、轉筋止まざるを主る」とある。

　現代中国では、去風湿薬として分類され、木瓜の効能は「筋を舒す。絡を活す。胃を和す。湿を化す」(『中薬学』)とある。

　木瓜は、バラ科 Rosaceae のボケ　木瓜 *Chaenomeles speciosa* の実である。中国の文献、例えば『中薬学』では、基原を *Chaenomeles sinensis* と記載している。

263　乾柿 (かんし)

〔原文〕 乾柿。甘濇平。肺を潤す。嗽を寧す。宿血を消す。蔕は能く嘔逆を止める。霜は津を生ず。痰を化す。

〔解説〕 乾柿は干し柿のこと。蔕は、柿のへたのこと。柿霜は干し柿より噴きだすく白い粉のこと。現代では、蔕がしゃっくりの治療に用いられる。柿蔕湯に配合される。

　柿は、カキノキ科 Ebenaceae のカキ *Diospyros kaki* の成熟した果実であり、蔕は、柿のへたであり、柿霜は干し柿より噴きだすく白い粉である。

264 梨 (なし)

〔原文〕梨。甘微酸寒。肺を潤す。心を涼す。痰を消す。火を降す。

〔解説〕梨は、『名医別録』には「多く食せば人をして中を寒せしむ。金創、乳婦は尤も食すべからず」とある。

　梨は、バラ科 Rosaceae の梨 *Pyrus bretschneideri* である。

265 枇杷葉 (びわよう)

〔原文〕枇杷葉。苦平。肺を清す。胃を和す。気を下す。嘔吐を定む。暑を消す。

〔解説〕枇杷葉は、『名医別録』には「卒啘止まず、氣を下すを主る」とある。

　枇杷葉は、バラ科 Rosaceae のビワ 枇杷 *Eriobotrya japonica* の葉である。

〔注〕卒啘は、急にむせぶこと。

266 揚梅皮 (ようばいひ)

〔原文〕揚梅皮。酸苦温。疥瘡、悪瘡を治す。煎湯、洗浴もまた佳し。

〔解説〕揚梅皮は、『開宝本草』に記載され、実は「塩藏して食へば、痰を去り、嘔噦を止め、食を消す」(『本草綱目』)とある。

　揚梅皮は、ヤマモモ科 Myricaceae のヤマモモ *Myrica rubra* Siebold et Zucc. の樹皮。

267 胡桃 (くるみ、ことう)

〔原文〕胡桃。甘温。精髄を壮す。肺を温む。腸を潤す。血を養う。

〔解説〕胡桃は、『本草備要』には「肺を温む。腸を潤す。気を補う。血を養う」とある。

　現代中国では、助陽薬として分類され、胡桃の効能は「腎を補う。肺を温む。腸を潤す」(『中薬学』)とある。

　胡桃は、クルミ科 Juglandaceae のクルミ *Juglans regia* L. の種子仁である。

268　石榴皮 （せきりゅうひ、ざくろひ）

（原文）石榴皮。酸濇温。赤白痢、崩中、帯下を治す。

（解説）石榴皮は、『名医別録』には「咽燥渇を主る。人の肺を損じる、多食すべからず」とある。

　現代中国では、収渋薬として分類され、石榴皮の効能は「腸を渋す。瀉を止める。虫を殺す」（『中薬学』）とある。

　石榴皮は、ザクロ科 Punicaceae のザクロ　石榴 *Punica granatum* の果皮である。

269　山楂子 （さんざし）

（原文）山楂子。酸甘鹹温。気を行す。痰を化す。食を消す。瘀を散ず。肉積を磨す。

（解説）山楂子は、『本草備要』には「脾を健やかにす。気を行す。食を消す。積を磨す」とある。

　現代中国では、消食薬として分類され、山楂子の効能は「食を消す。積を化す。血を活かす。瘀を散ず」（『中薬学』）とある。

　山楂子は、バラ科 Rosaceae のサンザシ *Crataegus cuneata* Sieb. et Zucc. やオオミサンザシ *Crataegus pinnatifida* Bge. var. *major* N.E.Br. の成熟果実。

270　龍眼肉 （りゅうがんにく）

（原文）龍眼肉。甘温。心を補う。脾を益す。

（解説）龍眼肉は、帰脾湯、加味帰脾湯などに配合される。『神農本草経』には「五臓邪気を治す。志を安んじ、食を厭かし、久しく服せば、魂魄を強め、聰察し、身を軽くし、老いず。神明に通ず」とある。『名医別録』には「蟲を除き、毒を去る」とある。

　現代中国では、補血薬として分類され、龍眼肉の効能は「心脾を補う。気血を益す」（『中薬学』）とある。

　龍眼肉は、ムクロジ科 Sapindaceae のリュウガン　龍眼 *Euphoria longan*

Steud. の仮種皮である。

271 榧実 (ひじつ)

〔原文〕榧実。甘濇平。肺を潤す。虫を殺す。

〔解説〕榧実は、『名医別録』には「五痔を主る。三蟲、蠱毒、鬼疰を去る」
とある。

　現代中国では、駆虫薬として分類され、榧実の効能は「虫を殺す」(『中薬学』)
とある。

　榧実は、榧子と同じであり、イチイ科 Taxaceae のカヤ 榧 *Torreya nucifera*
の実である。

〔注〕五痔は、五種類の痔の病気で、牡痔、牝痔、脈痔、腸痔、血痔をいう。
蠱毒は、寄生虫疾患のこと。鬼疰は、肺結核様疾患。

272 檳榔 (びんろう)

〔原文〕檳榔。苦平温。胸中の滞気を瀉す。水を行す。張満を泄す。堅
を攻む。虫を殺す。

〔解説〕檳榔は、『名医別録』には「消穀を主り、水を逐い、痰澼を除き、三
蟲を殺し、伏尸を去り、寸白を治す」とある。九味檳榔湯に配合される。

　現代中国では、駆虫薬として分類され、檳榔の効能は「虫を殺す。積を消
す。気を行す。水を利す」(『中薬学』)とある。

　檳榔は、檳榔子と同じである。ヤシ科 Palmae のビンロウジュ *Areca
catechu* L. の成熟種子である。

〔注〕三蟲は、長虫 (回虫)、赤虫、蟯虫のこと。

273 枳具子 (きぐし)

〔原文〕枳具子。甘平。渇を止む。煩を除く。酒毒を解す。

〔解説〕枳具子は、『本草備要』には「渇を止む。煩を除く。五臓を潤す。酒
毒を解す」とある。

枳具子は、クロウメモドキ科 Rhamnaceae のケンポナシ *Hovenia acerba* Lindl. の成熟した果実あるいは種子である。

274　橄欖 (かんらん)

〔原文〕橄欖。甘濇温。咽を清す。津を生ず。魚毒を解す。

〔解説〕橄欖は、『本草備要』には「津を生ず。咽を清す。煩を除く。酒を醒ます。河豚毒および魚骨哽を解す」とある。

橄欖は、カンラン科 Burseraceae の橄欖 *Canarium album* の成熟果實を乾燥したもの。

275　茘枝核 (れいしかく)

〔原文〕茘枝核。甘濇温。滞気を散ず。癩疝を治す。

〔解説〕茘枝核は、『本草備要』には「滞気を散ず。寒邪を避く。胃脘痛、婦人の血気痛を治す」とある。

茘枝核は、ムクロジ科 Sapindaceae の茘枝 *Litchi chinensis* の種子。

276　海松子 (かいしょうし)

〔原文〕海松子。甘温。肺を潤す。胃を温む。咳嗽を治す。

〔解説〕海松子は、『本草備要』には「肺を潤す。胃を温む。水を散ず。風を除く。咳嗽を治す」とある。

海松子は、マツ科 Pinaceae のチョウセンゴヨウ *Pinus koraiensis* Siebold et Zucc. の種子である。

277　大腹皮 (だいふくひ)

〔原文〕大腹皮。気を下す。水を行す。脾を和す。

〔解説〕大腹皮は、『本草備要』には「肺を泄す。脾を温和す。気を下す。水を行す。大小腸を通ず。水腫、脚気、痞脹、痰膈、瘴瘧、霍乱を治す」とあ

る。藿香正気散に配合される。大腹皮の効能は、『中薬学』には「気を下す。中を寛す。水を利す。腫を消す」とある。

　大腹皮は、ヤシ科 Palmae のビンロウジュ *Areca catechu* Linn. の成熟果皮である。成熟種子は檳榔子である。

278　呉茱萸 (ごしゅゆ)

〔原文〕呉茱萸。辛温。小毒あり。中を温む。気を降す。鬱滞を開く。寒痛を治す。湿を除く。虫を殺す。瀉を止む。痰を化す。

〔解説〕呉茱萸は、頭痛に用いられ、呉茱萸湯、温経湯、当帰四逆加呉茱萸生姜湯に配合される。『神農本草経』には「中を温む、気を下す。痛、欬逆、寒熱を止め、湿、血痺を除き、風邪を逐い、湊理を開く」とある。『名医別録』には「淡冷、腹内絞痛、諸冷、實不消、中惡、心腹痛、逆氣を去り、五臓を利す」とある。

　現代中国では、温裏薬として分類され、呉茱萸の効能は「寒を散ず。痛を止む。肝を疏す。気を下す。湿を燥す」(『中薬学』)とある。

　呉茱萸は、ミカン科 Rutaceae のゴシュユ *Evodia rutaecarpa* Bentham 又は *Evodia officinalis* Dode の果実である。

279　蜀椒 (しょくしょう)

〔原文〕蜀椒。辛熱。中を温め、気を下す。痰を除く。胃を暖む。魚毒を解す。

〔解説〕蜀椒は、腹部のガスを排出する効果がある。大建中湯などに配合される。『神農本草経』には「邪気欬逆を治す。中を温め、骨節皮膚死肌、寒湿痺痛を逐い、気を下す」とある。『名医別録』には「五臓六腑の寒冷、傷寒、温瘧、大風、汗不出、心腹留飲宿食を除く。腸澼下痢、泄精、女子字乳餘疾を止め、風邪瘕結、水腫、黄疸、鬼疰、蠱毒を散ず。蟲魚毒を殺し、腠理を開き、血脈を通ず。歯髪を堅くし、関節を調へ、寒暑に耐える」とある。

　現代中国では、温裏薬として分類され、蜀椒の効能は「中を温む。痛を止

む。虫を殺す」(『中薬学』) とある。

　蜀椒は、山椒であり、ミカン科 Rutaceae のサンショウ 山椒 *Zanthoxylum piperitum* DC. の果皮である。

280　胡椒 (こしょう)

〔原文〕胡椒。辛温。中を温む。気を下す。痰を除く。胃を暖む。魚毒を解す。

〔解説〕胡椒は、『本草備要』には「胃を暖む。膈を快す。気を下す。痰を消す。寒痰、食積、腸滑冷痢、陰毒腹痛、胃寒吐水、牙歯浮きて熱痛を作すを治す」とある。

　現代中国では、温裏薬として分類され、胡椒の効能は「中を温む。痛を止む」(『中薬学』) とある。

　胡椒は、コショウ科 Piperaceae の胡椒 *Piper nigrum* の果実である。

281　茗 (めい)

〔原文〕茗。苦甘微寒。頭目を清す。大小腸を利す。気を下す。食を消す。渇を止む。

〔解説〕茗の詳細は不明。

　茗は、ツバキ科 Theaceae の遅く摘んだお茶 *Camellia sinensis* (L.) Kuntze のこと。

282　葡萄 (ぶどう)

〔原文〕葡萄。甘平。筋骨、湿痺を主る。気を益す。力を倍す。

〔解説〕葡萄は、『神農本草経』には「筋骨濕痺を治す。気を益し、力を倍にし、志を強くし、人を肥え健やかにし、飢えに耐え、風寒を忍ぶ」とある。『名医別録』には「水を逐い、小便を利す」とある。

　葡萄は、ブドウ科 Vitaceae のブドウ 葡萄 *Vitis vinifera* の果実である。

283　瓜蒂 _(かてい)

〔原文〕瓜蒂。苦寒。痰涎宿食を吐す。水気を利す。

〔解説〕瓜蒂は、『神農本草経』には「大水身面、四肢、浮腫を治す。水を下し、蠱毒を殺し、欬逆、上気。諸果を食して消せず」とある。『名医別録』には「鼻中息肉を去る。黄胆を療す」とある。

　瓜蒂は、ウリ科 Cucurbitaceae のマクワウリ 真桑瓜 *Cucumis melo* L. の、瓜のへたである。

284　甘蔗 _(かんしょ)

〔原文〕甘蔗。甘寒。痰を消す。渇を止どむ。煩を安んず。酒を解す。

〔解説〕甘蔗は、『名医別録』には「気を下し、中を和し、脾気を補い、大腸を利すを主る」とある。

　甘蔗は、イネ科 Poaceae のサトウキビ 砂糖黍 *Saccharum officinarum* である。

285　砂糖 _(さとう)

〔原文〕砂糖。甘寒。脾を補う。肝を緩める。心肺を潤す。痰を消す。咳を除く。瘀を行す。酒を解す。

〔解説〕砂糖は、『新修本草』には「味甘寒。毒なし。功体は石密と同じ」とある。

　砂糖は、甘蔗を搾り煎じたものである。

286　蓮肉 _(れんにく)

〔原文〕蓮肉。甘温。精気を固む。腸胃を厚くす。脾泄、白濁を治す。根は、澗平。搗いた汁を飲めば、吐血衄血を主る。熱毒を解す。葉。苦平。陽気を升発す。瘀血を散ず

〔解説〕蓮肉は、参苓白朮散などに配合される。下痢などに用いる。

現代中国では、収渋薬として分類され、蓮肉の効能は「脾を補う。瀉を止める。精を益す。腎を固む。心を養う。神を安んず」(『中薬学』) とある。

蓮肉は、ハス科 Nelumbonaceae のハス 蓮 *Nelumbo nucifera* GAERTN. の種子。

287　芡実 (けんじつ)

〔原文〕芡実。甘濇平。脾を補う。精を益す。

〔解説〕芡実は、金鎖固精丸などに配合される。

現代中国では、収渋薬として分類され、芡実の効能は「脾を補う。湿を去る。腎を益す。精を固む」(『中薬学』) とある。

芡実は、スイレン科 Nymphaeaceae のオニバス *Euryale ferox* SALISB. の成熟種子。

288　芰實 (きじつ)

〔原文〕芰實。甘涼。暑を消す。渇を止む。酒毒を解す。

〔解説〕芰實は、『名医別録』には「芰実、味甘、平、毒無し。安中を主る。五臓を補う。飢えず、身を軽くす。一名菱。」とある。

芰実は、ヒシ科 Trapaceae のヒシ 菱 *Trapa japonica* である。

289　粳米 (こうべい)

〔原文〕粳米。甘涼。中を補う。中を和す。

〔解説〕粳米は、『名医別録』には「粳米、味甘、苦、平、毒無し。気を益し、煩を止め、泄を止むるを主る」とある。

粳米は、イネ科 Poaceae のイネ *Oryza sativa* の種子である。

290　糯米 (じゅべい、もちごめ)

〔原文〕糯米。甘温。脾を補う。大小便を固む。

〔解説〕糯米は、『本草備要』には「脾肺の虚寒を補う。大便を堅くす。小便を縮す。自汗を収む。痘瘡を発す」とある。

291　麦芽 (ばくが)

〔原文〕麦芽。鹹温。胃を開く。気を行す。一切の米麦食積を化す。

〔解説〕麦芽は、『本草備要』には「脾を補う。腸を寛す。中を和す。気を下す。食を消す。脹を除く。結を破る。痰を除く」とある。

　現代中国では、消食薬として分類され、麦芽の効能は「食を消す。中を和す。乳を回す」(『中薬学』)とある。

　麦芽は、イネ科 Poaceae のオオムギ 大麦 Hordeum vulgare の発芽したもの。

292　小麦 (しょうばく)

〔原文〕小麦。甘、微寒。心を養う。煩を除く。

〔解説〕小麦は、『名医別録』には「味甘、微寒、毒無し。除熱を主り、燥渇、咽乾を止め、小便を利し、肝気を養い、漏血、唾血を止む」とある。

　現代中国では、収渋薬として分類され、効能は「心を養う。煩を除く」(『中薬学』)とある。『薬性提要』と同じ記載である。

　小麦は、イネ科 Poaceae のパンコムギ Triticum aestivum である。

293　稷 (しょく、きび)

〔原文〕稷、甘平。気を益す。中を和す。

〔解説〕稷は、『名医別録』には「稷米、味甘、毒無し。気を益し、不足を補うを主る」とある。

　稷は、イネ科 Poaceae のキビ 稷 Panicum miliaceum である。

294　粟 (あわ)

〔原文〕粟、甘鹹微寒。腎を養う。気を益す。消渇を治す。

〔解説〕粟は、『名医別録』には「腎気を養うを主る。胃痺、中熱を去る。気を益す。陳き者、味苦、胃熱、消渇を主る。小便を利す」とある。

粟は、イネ科 Poaceae のアワ *Setaria italica* P. Beauv. である。

295　蕎麦 (そば)

〔原文〕**蕎麦、甘寒、気を降す。腸を寛す。**

〔解説〕蕎麦は、嘉祐本草には「腸胃を実す。気力を益す」とある。

蕎麦は、タデ科 Polygonaceae のソバ 蕎麦 *Fagopyrum esculentum* である。

296　黒豆 (くろまめ)

〔原文〕**黒豆、甘寒、水を利す。気を下す。血を活かす。毒を解す。**

〔解説〕黒豆は、大豆の一品種である。

黒豆は、マメ科 Fabaceae の大豆 *Glycine max* である。

297　赤小豆 (せきしょうず)

〔原文〕**赤小豆、甘酸平。小便を利す。瘀血を散ず。**

〔解説〕赤小豆は、『神農本草経』には「水を下し、癰腫、膿血を排すを主る」とある。『名医別録』には「寒熱、熱中、消渇、泄を止め、小便を利し、吐逆、卒澼、下脹満を主る」とある。

赤小豆は、マメ科 Leguminosae のアズキ *Phaseolus angularis* の種子である。

298　白藊豆 (はくへんず)

〔原文〕**白藊豆、甘温。脾胃を調す。暑を消す。湿を除く。**

〔解説〕白藊豆は、『名医別録』には「中を和す。下気を主る。葉は、霍乱、吐下止まざるを主る」とある。

白藊豆は、白扁豆、扁豆と同じであり、マメ科 Leguminosae のフジマメ

Dolichos lablab の種子である。

299 豆豉 (とうし)

〔原文〕豆豉、苦寒。汗を発す。中を調す。煩を除く。

〔解説〕豆豉は、梔子豉湯などに配合される。豆豉は、『本草備要』には「汗を発す。肌を解す。中を調う。気を下す。傷寒、頭痛、煩燥、満悶、懊悩不眠、発斑、嘔逆を治す」とある。

　豆豉は、淡豆豉、香豉などともいい、マメ科 Leguminosae のダイズ *Glycine max* MERR. の成熟種子を蒸して発酵加工したもの。

300　緑豆 (りょくず)

〔原文〕緑豆、甘寒、熱を清す。毒を解す。

〔解説〕緑豆は、附子中毒を解毒する効果があるといわれている。

　現代中国では、清熱解毒薬として分類され、緑豆の効能は「熱を清す。毒を解す。暑を消す」(『中薬学』)とある。

　緑豆は、マメ科 Leguminosae のブンドウ *Vigna radiata* R. WILCZAK の成熟種子。

301　刀豆 (とうず)

〔原文〕刀豆、甘平。中を温む。気を下す。嘔を止む。

〔解説〕刀豆は、現代中国では、理気薬として分類され、効能は「気を降す。逆を止む」(『中薬学』)とある。

　刀豆は、マメ科 Leguminosae 刀豆 *Canavalia gladiata* (Jacq.) DC. の種子を乾燥したもの。

302　胡麻 (ごま)

〔原文〕胡麻、甘平。五臓を潤す。腸を滑らす。風湿気を逐う。

〔解説〕胡麻は、『神農本草経』には「傷中虚羸を治す。五内を補い、気力を益し、肌肉を長じ、髄脳を填む」とある。『名医別録』には「筋骨を堅し金創を療し、痛を止め、及び傷寒温瘧、大いに吐して後の虚熱羸困を主る。耳目を明らかにし、飢渇に耐え、年を延ぶ」とある。

　現代中国では、補陰薬として分類され、胡麻の効能は「精血を補益す。燥を潤す。腸を滑す」(『中薬学』) とある。

　胡麻は、ゴマ科 Pedaliaceae の *Sesamum indicum* L. の種子である。

303　麻仁 (まにん)

〔原文〕麻仁、甘平。脾を緩め、燥を潤す。腸を滑らす。

〔解説〕麻仁は、潤下剤である。

　現代中国では、瀉下薬として分類され、麻仁の効能は「腸を潤す。便を通ず」(『中薬学』) とある。

　麻仁は、麻子仁、火麻仁、大麻仁などといわれ、アサ科 Cannabidaceae のアサ *Cannabis sativa* L. の種子。

304　薏苡仁 (よくいにん)

〔原文〕薏苡仁、甘淡微寒。湿を滲す。水を瀉す。脾を健やかにす。

〔解説〕薏苡仁は、薏苡附子散、麻杏薏甘湯、薏苡附子敗醤散に配合され、『神農本草経』には「筋急拘攣、屈伸するべからざるもの、風湿痺を治す。気を下し、久しく服せば、身を軽くし、気を益す」とある。『名医別録』には「筋骨の邪気不仁を除き、腸胃を利し、水腫を消し、人をして能く食せしむ」とある。

　現代中国では、利水滲湿薬として分類され、薏苡仁の効能は「水を利す。湿を滲す。脾を健す。痺を除く。熱を清す。膿を排す」(『中薬学』) とある。

　薏苡仁は、イネ科 Poaceae のハトムギ *Coix lacryma-jobi* var. frumentacea である。

305 罌粟殻 (おうぞくこく、けしのから)

〔原文〕罌粟殻、酸濇。微寒。肺を斂す。腸を濇す。久咳、久利を治す。

〔解説〕罌粟殻は、有毒である。現代中国では、収渋薬として分類され、効能は「肺を斂す。腸を渋す。痛を止める」(『中薬学』)とある。

　罌粟殻は、ケシ科 Papaveraceae のケシ *Papaver somniferum* L. の成熟した蒴果の外殻。

306 阿片 (あへん)

〔原文〕阿片、酸濇温。微毒。瀉を止め、精を濇す。脱肛を収む。

〔解説〕阿片は、麻薬である。

　阿片は、ケシ *Papaver somniferum* L. の実から採取される果汁を乾燥させたもの。

307 膠飴 (こうい)

〔原文〕膠飴、甘温。気を益。中を緩す。脾を健やかにす。肺を潤す。

〔解説〕膠飴は、小建中湯などに配合され、『名医別録』には「虚乏を補い、渇を止め、血を去るを主る」とある。

　現代中国では、補気薬として分類され、膠飴の効能は「脾を補う。気を益す。急を緩め、痛を止む。肺を潤す。咳が止む」(『中薬学』)とある。

　膠飴は、飴糖と同じ。糯米粉、粳米粉、小麦粉などに麦芽を加えて加工精製した飴。

308 醋 (す、さく)

〔原文〕醋、酸温。瘀を散ず。毒を解す。気を下す。血を斂す。癥腫を消す。

〔解説〕醋は、栝樓薤白白酒湯などに配合されることがある。

　醋(酢)は、酢酸を 3-5% 程度含む調味料である。

309 　酒 <small>(さけ)</small>

〔原文〕酒、辛苦。大熱。毒有り。血を和す。気を行す。神を壮す。寒を禦ぐ。薬勢を行す。

〔解説〕酒は、栝樓薤白白酒湯などに配合されることがある。
　酒は、エタノールを含む飲料のこと。

310 　神麴 <small>(しんぎく)</small>

〔原文〕神麴、辛甘温。胃を開く。穀を化す。積を消す。

〔解説〕神麴は、現代中国では、消食薬として分類され、「食を消す。胃を和す」(『中薬学』) とある。
　神麴は、神麯と同じ、米の麩に赤小豆粉、杏仁泥、青蒿、蒼耳、野辣蓼を混合して発酵させたもの。

311 　紅麴 <small>(べにこうじ、あかこうじ)</small>

〔原文〕紅麴、甘温。血を破る。胃を燥す。食を消す。

〔解説〕紅麴は、紹興酒の醸造に用いられる。
　紅麴は、麴菌の一種である。

312 　葱 <small>(ねぎ)</small>

〔原文〕葱、辛甘温。上下の陽気を通ず。血を活かす。毒を解す。小便を利す。奔豚疝気を治す。

〔解説〕葱は、葱実、葱白、葱根、葱汁が薬用に使用される。『神農本草経』には「葱実、味は辛、温。平沢に生ず。目を明らかにし、中の不足を補い、その茎中は浴湯を作り、傷寒寒熱、汗を出だし、中風、面目腫を治す」とある。『名医別録』には「葱実、毒無し。葱白、平、傷寒、骨肉痛、喉痺不通、安胎、歸目を主る。肝邪氣を除き、中を安んじ、五臟を利し、目精を益す。百藥毒を殺す。葱根、傷寒頭痛を主る。葱汁、平、温。溺血を主る。藜蘆の

毒を解す」とある。

葱は、ネギ科 Alliaceae のネギ 葱 *Allium fistulosum* L. である。

313　薤　(がい)

〔原文〕薤、辛苦温。胸膈を利す。滞を泄す。陽を助く。

〔解説〕薤は、薤白と同じである。栝樓薤白白酒湯、栝樓薤白半夏湯、枳実薤白桂枝湯などに配合される。『神農本草経』には「金創創敗を治す。身を軽くし、飢えず、老に耐ゆ」とある。『名医別録』には「寒熱を除き、水気を去る。中を温め、結を散ず、病人、諸瘡を利す。中風、寒水腫、之を塗るを以て主る」とある。

現代中国では、理気薬として分類され、薤白の効能は「陽を通じ、結を散ず。気を行らせ、滞を導く」(『中薬学』) とある。

薤は、ユリ科 Liliaceae のラッキョウ *Allium bakeri* REGEL である。

314　韭　(きゅう)

〔原文〕韭、辛微酸温。陽気を補う。瘀血を散ず。停痰を逐う。毒を解す。

〔解説〕韭は、『名医別録』には「五臓を安んじ。胃中熱の除き、病患を利し、久しく食すべし。子、夢泄精、溺白を主る。根は、養発を主る」とある。

現代中国では、助陽薬として分類され、韭の効能は「肝腎を補う。腰膝を暖む。陽を壮す。精を固む」(『中薬学』) とある。

韭は、韮と同じで、ヒガンバナ科 Amaryllidaceae のニラ *Allium tuberosum* である。

315　蒜　(さん)

〔原文〕蒜、辛温。窮を通ず。寒湿を去る。暑毒を解す。肉積を化す。

〔解説〕蒜は、『名医別録』には「霍乱、腹中不安、消穀、理胃を主る。中を温め、邪痺毒気を除く」とある。

蒜は、ヒガンバナ科 Amaryllidaceae のノビル 野蒜 *Allium macrostemon* である。

316　大蒜 (だいさん)

〔原文〕大蒜。辛熱。毒有り。胃を開く。食を消す。寒を除く。邪避け、二便を利す。癰腫を消す。

〔解説〕大蒜は、『名医別録』には「癰腫を散じ、䘌瘡を主る。風邪を除く。毒気を殺す。獨子の者、また佳し。五臓に帰し。久しく服すれば人を傷る。目明を損ず」とある。

　大蒜は、ヒガンバナ科 Amaryllidaceae のニンニク *Allium sativum* である。

317　乾姜 (かんきょう)

〔原文〕乾姜、辛熱。寒を逐う。経を温む。胃を開く。肺気を利す。寒嗽を止む。

〔解説〕乾姜は、甘草乾姜湯、半夏瀉心湯、四逆湯などに配合される。『神農本草経』には「胸満欬逆上気を治す。中を温め、血を止め、汗を出だし、風濕痺、腸澼下利を逐う」とある。『名医別録』には「寒冷腹痛、中悪、霍乱、脹満、風邪諸毒。皮膚間の結気を主る。唾血を止む」とある。

　乾姜は、ショウガ科 Zingiberaceae のショウガ *Zingiber officinale* Roscoe の根茎を乾燥したものである。

318　炮姜 (ほうきょう)

〔原文〕炮姜、辛苦大熱。胃冷を除く。沈寒を去る。吐衄下血を止む。産後虚熱を治す。

〔解説〕炮姜は、蒸して乾燥した生姜のこと。

319 生姜 (しょうきょう)

〔原文〕生姜、辛温。表を発す。寒を散ず。痰を豁く。嘔を止む。

〔解説〕生姜は、『名医別録』には「傷寒、頭痛、鼻塞、咳逆上気を主る。嘔吐を止む」とある。

　生姜は、ショウガ科 Zingiberaceae のショウガ *Zingiber officinale* Roscoe の生の根茎である。日本の通常の臨床では、生の生姜 (ひねしょうが)、乾生姜 (生の生姜を乾燥したもの)、乾姜 (蒸して乾燥した生姜) として使い分けている。

320 萊菔子 (らいふくし)

〔原文〕萊菔子、辛甘温。気を行す。痰を化す。食を消す。酒麹豆腐等の毒を制す。

〔解説〕萊菔子は、三子養親湯に配合される。

　現代中国では、消食薬として分類され、萊菔子の効能は「食を消す。積を化す。気を降す。痰を化す」(『中薬学』) とある。

　萊菔子は、アブラナ科 Curciferae のダイコン *Raphanus sativus* L. の成熟種子。

321 白芥子 (はくがいし)

〔原文〕白芥子、辛温。気を利す。痰を豁く。胃を開く。中を緩む。

〔解説〕白芥子は、三子養親湯に配合される。

　現代中国では、化痰薬として分類され、白芥子の効能は「肺を温む。痰を祛る。気を利す。結を散ず。絡を通ず。痛を止む」(『中薬学』) とある。

　白芥子は、アブラナ科 Cruciferae のシロガラシ *Brassica alba* BOISS. の成熟種子。

322 薯蕷 (しょよ)

〔原文〕薯蕷、甘温。脾胃を補う。腸を固む。精を濇す。瀉を止む。

（解説）薯蕷は、強壮、強精の効果があり、八味丸に配合される。『神農本草経』には「傷中を治す。虚羸を補い、寒熱邪気を除き、中を補い、気力を益す。肌肉を長ず」とある。『名医別録』には「頭面游風、風頭、目眩を主る。気を下し、腰痛を止め、虚労羸痩を補い、五臓を充たし、煩熱を除き、陰を強む」とある。

　現代中国では、補気薬として分類され、薯蕷の効能は「気を益す。陰を養う。脾肺腎を補う」（『中薬学』）とある。

　薯蕷は、山薬と同じである。薯蕷はヤマノイモ科 Dioscoreaceae のヤマノイモ *Dioscorea japonica* Thunberg やナガイモ *Dioscorea batatas* Decne の地下塊茎である。

323　百合 （びゃくごう）

（原文）**百合、甘平。肺を潤す。熱を清す。嗽を止む。**

（解説）百合は、鎮咳、去痰作用があり百合固金湯などに配合される。『神農本草経』には「邪気腹脹心痛を治す。大小便を利し、中を補い、気を益す」とある。『名医別録』には「浮腫、臚脹、痞満、寒熱、通身疼痛、及び乳難、喉痺腫を除く。涕涙を止む」とある。

　現代中国では、補陰薬として分類され、百合の効能は「肺を潤す。咳を止む。心を清す。神を安んず」（『中薬学』）とある。

　百合は、ユリ科 Liliaceae のカタユリ *Lilium brownii* F.E.Brown var. *colchesteri* Wils.、細葉百合 *Lilium tenuifolium* Fischer、ヒメユリ *Lilium concolor* Salib. の鱗茎である。

324　蕺 （しゅう）

（原文）**蕺、辛微温。小毒あり。熱毒癰腫を散ず。**

（解説）蕺は、『名医別録』には「蕺、溺瘡を主る。多く食せば、人をして気喘せしむ」とある。

　蕺は、ドクダミ科 Saururaceae のドクダミ 蕺草 *Houttuynia cordata* である。

325 冬瓜 (とうがり) 〔冬瓜子 (とうがし)〕

〔原文〕冬瓜、甘寒。熱を瀉す。腫れを散ず。大小便を利す。冬瓜子、甘平。肝を補う。目を明らかにす。腸癰を治す。

〔解説〕冬瓜は、『名医別録』には「白冬瓜、味甘、微寒。小腹水脹を除くを主る。小便を利す。渇を止む」とある。冬瓜子は、『神農本草経』には「人をして悦沢せしめ、顔色を好くし、気を益し、飢えず」とある。『名医別録』には「煩満不楽を除くを主る。久しく服すれば中を寒やす。面脂を作るべし。悦澤せしむ」とある。

冬瓜は、白瓜ともいい、ウリ科 Cucurbitaceae のトウガ 冬瓜 *Benincasa hispida* CONG. の果実である。冬瓜子は、白瓜子ともいい、トウガ 冬瓜 *Benincasa hispida* CONG. の種子である。

326 糸瓜 (へちま)

〔原文〕糸瓜、甘平。血を涼す。毒を解す。痰を化す。血を行す。

〔解説〕糸瓜は、『本草備要』には「甘平。血を涼す。毒を解す。風を除く。痰を化す。経絡を通す。血脈を行す。痘瘡を稀す。腸風、崩漏、疝痔、癰疽、滑腸、下乳を治す」とある。

糸瓜は、ウリ科 Cucurbitaceae のヘチマ 糸瓜 *Luffa cylindrica* (L.) Roem. である。

327 金 (きん)

〔原文〕金、辛平。毒有り。心肝を鎮む。驚癇を定む。風熱を治す。よく水銀の毒を解す。

〔解説〕金は、『名医別録』には「精神を鎮め、骨髄を堅くし、五臓を通利し、邪毒の気を除くを主る」とある。

金は、金属の gold、aurum である。

328　自然銅 (しぜんどう)

〔原文〕自然銅、辛平。折傷を主る。筋骨を続く。

〔解説〕自然銅は、『本草備要』には「辛平。折傷を主る。筋骨を続く。瘀を散ず。痛を止む」とある。

　自然銅は、金属の銅、copper、cuprum である。

329　銅緑 (ろくしょう)

〔原文〕銅緑、酸平微毒。風痰を治す。金瘡血を止む。風熱眼を療す。

〔解説〕銅緑は、『本草備要』には「酸平微毒。風爛、涙眼、悪瘡、疳瘡、婦人の血気、心痛を治す。風痰を吐す。金瘡を合す。血を止む。虫を殺す」とある。

　銅緑と緑青は同じである。銅緑は、銅が酸化することで生成される青緑色の銅塩である。

330　鉛 (なまり)

〔原文〕鉛、甘寒。心を鎮め、痰を墜す。毒を解す。翻胃を治す。

〔解説〕鉛は、『本草備要』には「神を安んず。毒を解す。痰を墜す。虫を殺す。鬚を烏す」とある。

　鉛は、金属の鉛 lead、plumbum である。

331　鉛丹 (えんたん)

〔原文〕鉛丹、辛微寒。心を鎮む。驚を定む。熱を解す。痰を墜す。積を消す。虫を殺す。

〔解説〕鉛丹は、柴胡加竜骨牡蠣湯に配合され、『神農本草経』には「欬逆胃反、驚癇癲疾を治す。熱を除き、気を下し、錬化還をして九光を成す。久しく服せば、神明に通ず」とある。『名医別録』には「小便利を止め、毒熱臍攣、金瘡溢血を除く」とある。

鉛丹は、四三酸化鉛 Pb_3O_4 である。

332 鉄粉 (てっぷん)

〔原文〕鉄粉、辛平。毒あり。心を鎮む。肝を平にす。驚を定む。狂を治す。

〔解説〕鉄粉は、『本草綱目』には「痰を化す。心を鎮む。肝の邪を抑える」とある。

　鉄粉は、『本草綱目』には、鋼鉄を飛練して作るとある。

333 鉄漿 (てっしょう)

〔原文〕鉄漿、鹹寒。心を鎮む。目を明らかにす。癲狂及び蛇犬咬むを主る。

〔解説〕鉄漿は、『本草綱目』には「心を鎮む。目を明らかにす。癲癇、発熱、急黄、狂走、六畜癲狂に主効がある」(国訳本草綱目)。とある。

　鉄漿は薬性提要では「おはぐろ」とし、歯を染める染料としている。

334 密陀僧 (みつだそう)

〔原文〕密陀僧、鹹辛平。痰を下す。驚を定む。反胃を止む。瘧を截す。

〔解説〕密陀僧は、『本草綱目』には「反胃、消渇、瘧疾、下痢を療す。血を止む。虫を殺す。積を消す。諸瘡を治す。腫毒を消す。胡臭を除く。髭髪を染める」とある。

　密陀僧は、一酸化鉛のことである。

335 丹砂 (たんさ)

〔原文〕丹砂、甘涼。心を鎮む。肝を清す。驚を定む。熱を瀉す。邪を避く。

〔解説〕丹砂は、『神農本草経』には「身体五藏百病を治す。精神を養い。魂

魄を安んず。気を益し目を明らかにす。精魅、邪悪の鬼を殺す」とある。『名医別録』には「血脈を通じ、煩満、消渇を止め、精神を益し、人面を悦澤にし、中悪、腹痛、毒気、疥瘻、諸瘡を除く」とある。

　丹砂は丹沙、朱砂、辰砂ともいい、硫化第二水銀 HgS である。

336　雲母 (うんも)

（原文）雲母、甘平。中を補う。肌を堅くす。気を下す。

（解説）雲母は、『神農本草経』には「身皮死肌、中風寒熱の車、船上に在る如くを治す。邪気を除き、五藏を安んじ、子精を益し、目を明らかにす」とある。『名医別録』には「気を下し、肌を堅くし、絶を続き、中を補う、五労七傷、虚損少気を療し、痢を止め、澤にして老いず、寒暑に耐え、志高く、神仙となる」とある。

　雲母は、花崗岩中にあって、アルミニウム、カリウム、ナトリウムなどを含む珪酸塩の鉱物である。

337　滑石 (かっせき)

（原文）滑石、甘寒。熱を瀉す。竅を通ず。小便を利す。

（解説）滑石は、猪苓湯に配合され、『神農本草経』には「身熱、泄澼、女子の乳難、癃閉を治す。小便を利す。胃中積聚寒熱を蕩ぎ、精気を益す」とある。『名医別録』には「九竅六腑津液を通じ、留結を去り、渇を止め、人をして中を利せしめる」とある。

　滑石は、ハロサイト Halloysite、$Al_2O_3 \cdot 2SiO_4 \cdot 4H_2O$ である。

338　禹余糧 (うよりょう)

（原文）禹余糧、甘濇平。下焦を固む。洩利を止む。血閉、癥瘕を治す。

（解説）禹余糧は、『神農本草経』には「欬逆、寒熱、煩満、下利赤白、血閉、癥瘕、大熱を治す」とある。『名医別録』には「小腹痛結煩疼を療す」とある。

禹余粮は、禹余石といい、黒褐色の泥鉄鉱で、小さい石が酸化鉄と結合したもの。また、内部が中空になっていて、その中に黄色の粘土が入っているもの。

339 石鐘乳 (せきしょうにゅう)

〔原文〕石鐘乳、甘温。陽を補う。百節を通ず。吐衄血を治す。

〔解説〕石鐘乳は、『神農本草経』には「欬逆上気を治す。目を明らかにし、精を益し、五藏を安んじ、百節を通じ、九竅を利し、乳汁を下す」とある。『名医別録』には「気を益し、虚損を補い、脚弱疼冷、下焦傷竭を療し、陰を強くす」とある。

石鐘乳は、鍾乳石 stalactite の末端にみる管状の透明ないし半透明の部分即ち鍾乳管である。

340 紫石英 (しせきえい)

〔原文〕紫石英、甘温。心を鎮む。肝を補う。胃寒を除く。咳逆を定む。

〔解説〕紫石英は、風引湯 (金匱要略) に配合され、『神農本草経』には「心腹、欬逆、邪気を主る。不足を補う。女子、風寒子宮に在りて、孕を絶ち、十年子無きを主る。久しく服せば中を温め、身を軽くし年を延ぶ」とある。『名医別録』には「上気心腹痛、寒熱邪気結気を療し、心気不足を補い、驚悸を定め、魂魄を安んじ、下焦を塡め、消渇を止め、胃中久寒を除き、癰腫を散じ、人をして悦澤せしめる」とある。

紫石英は、紫水晶 Amethyst、和名はムラサキスイショウである。

341 白石英 (はくせきえい)

〔原文〕白石英、甘辛微温。肺を潤す。気を益す。風湿熱を除く。小便を利す。

〔解説〕白石英は、『神農本草経』には「消渇、陰萎不足、欬逆、胸膈間の久寒を治す。気を益し、風湿痺を除く」とあた、『名医別録』には「肺痿を治し、

気を下し、小便を利し、五臓を補い、日月の光を通じ、寒熱に耐える」とある。

白石英は、水晶 rock crystal SiO_2 で、和名はシロスイショウである。

342 礬石 (ばんせき)

〔原文〕 礬石、酸鹹濇寒。湿を燥す。痰を逐う。涎を下す。毒を解す。

〔解説〕 礬石は、礬石湯、消石礬石散に配合され、『神農本草経』には「寒熱、泄利、白沃、陰蝕、悪瘡、目痛を治す。骨歯を堅くす」とある。『名医別録』には「骨髄に在る固熱を除く、鼻中息肉を去る」とある。

礬石は、礬石、白礬ともいい、天然の明礬石から作られた明礬 Alum である。

343 雄黄 (ゆうおう)

〔原文〕 雄黄、辛温毒あり。毒を解す。虫を殺す。驚を利す。鬼を避く。

〔解説〕 雄黄は、『神農本草経』には「寒熱鼠瘻、悪瘡疽痔、死肌を治す。精物、悪鬼、邪気、百蟲毒腫を殺す。五兵に勝る」とある。『名医別録』には「疥蟲、瘡、目痛、鼻中息肉、及び絶筋、破骨、百節中の大風、積聚、癖氣、中悪、腹痛、鬼疰を療し、諸の蛇虺の毒を殺し、藜蘆の毒を解し、人面を悦澤にす」とある。

雄黄は、鶏冠石（二硫化砒素）Realgar、As_4S_4 である。

344 硫黄 (いおう)

〔原文〕 硫黄、酸温毒あり。精を煖め、陽を壮す。疝を治す。虫を殺す。

〔解説〕 硫黄は、『神農本草経』には「婦人陰蝕、疽痔悪血を治す。筋を堅くす。頭禿、能く金銀銅鐵奇物に化す」とある。『名医別録』には「心腹積聚、邪気冷癖脅に在り、咳逆上気、脚冷疼弱無力、及び鼻衄、悪瘡、下部䘌瘡を療す。血を止め、疥蟲を殺す」とある。『本草備要』には「寒痺、冷癖足寒え、力なき、老人虚秘を治す」とある。

硫黄は、黄色の鉱物 sulfur、sulphur である。

345　陽起石 (ようきせき)

〔原文〕陽起石、鹹温。腎を補う。陰痿を治す。子宮を煖む。

〔解説〕陽起石は、インポテンツを治すとされていて、『神農本草経』には「崩中漏下を治す。子臓中血、癥瘕結気、寒熱腹痛、子無きもの、陰陽痿不合を破る。不足を補う」とある。『名医別録』には「男子の茎頭寒、陰下の湿癢を療し。臭汗を去り。水腫を消す。久しく服せば、飢えず、人をして子有らしむ」とある。

陽起石は、透角閃石 tremolite $Ca_2 Mg_5 Si_8 O_{22} (OH、Fe)_2$ である。

346　石膏 (せっこう)

〔原文〕石膏、甘辛淡。大寒。心を寧す。肝を涼す。熱を清す。火を降す。津を生ず。渇を止む。

〔解説〕石膏は、清熱作用があり、大青竜湯、越婢加半夏湯、麻杏甘石湯、白虎湯などに配合される。石膏は、『神農本草経』には「中風寒熱、心下逆気、驚喘、口乾舌焦、息する能わざるもの、腹中堅痛を治す。邪鬼、産乳、金創を除く」とある。『名医別録』には「時気の頭痛、身熱、三焦の大熱、皮膚の熱、腸胃中の膈気を除き、解肌発汗し、消渇、煩逆、腹脹、暴気喘息、咽熱を止む」とある。

石膏は、天然の含水硫酸カルシウムである。

347　磁石 (じしゃく)

〔原文〕磁石、辛鹹温。腎を補う。耳を通ず。目を明らかにす。

〔解説〕磁石は、『神農本草経』には「周痺風湿、肢節中痛、物を持つべからざるもの、洗洗酸痟を治す。大熱、煩満及耳聾を除く」とある。『名医別録』には「腎臓を養い、骨気を強め、精を益し、煩を除き、関節を通じ、癰腫鼠瘻、頸核喉痛、小児驚癇を消す」とある。

磁石は、磁鉄鉱である。

348　水銀 (すいぎん)

〔原文〕水銀、辛寒。毒あり。心を鎮む。風を除く。熱を解す。虫を殺す。金銀銅錫の毒を制す。

（解説）水銀は、『神農本草経』には「疥、瘙、痂、瘍、白禿を治す。皮膚中の蟲蝨を殺し、胎を堕し、熱を除く。金銀銅錫の毒を殺す」とある。

　水銀は、常温、常圧で凝固しない金属であり、mercury、hydrargyrumである。有毒であり、服用することはできない。

349　水銀粉 (すいぎんこ)

〔原文〕水銀粉、辛冷。虫を殺す。痰を劫す。積水を消す。楊梅毒瘡を治す。

（解説）水銀粉は、『本草備要』には「瘡癬を治す。痰涎を劫す。積滞を消す」とある。

　水銀粉は、軽粉のことで塩化第一水銀である。

350　代赭石 (たいしゃせき)

〔原文〕代赭石、苦寒。陰血を養う。虚気衝逆を治す。

（解説）代赭石は、旋覆代赭石湯などに配合され、『神農本草経』には「鬼注、賊風、蠱毒、精物悪鬼、腹中毒、邪気を殺し、女子赤沃。漏下を主る」とある。『名医別録』には「帯下百病、産難、胞衣不出、堕胎を主る。血気を養い、五臓血脈中の熱、血痺、血瘀、大人小児驚気腹に入り及び陰痿して起たざるを除く」とある。

　代赭石は、天然の赤鉄鉱 Haematite である。

351　石灰 (せっかい)

〔原文〕石灰　辛温。血を散ず。疼を定む。肌を生ず。金瘡血を止む。

瘡虫を殺す。悪肉を去る。

〔解説〕石灰は、『神農本草経』には「疽瘍疥瘙、熱気悪瘡、癩疾死肌堕眉を治す。痔蠱を殺す、黒子息肉を去る」とある。『名医別録』には「髄骨疽を療す」とある。

　石灰は、通常の石灰 Lime であり、酸化カルシウム、CaO である。

352　礜石 (よせき)

〔原文〕礜石、辛熱。大毒。堅癖痼冷を治す。

〔解説〕礜石は、『神農本草経』には「寒熱鼠瘻蝕瘡、死肌風痺、腹中堅邪気を治す。熱を除く」とある。『名医別録』には「邪気を癖け、熱を除き、目を明らかにし、気を下し、隔中熱を除き、消渇を止め、肝気を益し、積聚、痼冷腹痛を破り、鼻中息肉を去り、久しく服せば、人をして筋攣せしむ」とある。

　礜石は、硫砒鉄鉱、Arsenopyrite FeAsS、砒鉄鉱 lollingite $FeAs_2$ である。有毒であり、内服すべきではない。

353　砒石 (ひせき)

〔原文〕砒石は、辛苦鹹。大熱。大毒。痰を劫す。虫を殺す。瘧を截す。

〔解説〕砒石　酸化物類鉱物の砒華 Arsenolite（主成分は As_2O_3）。

　現代中国では、外用薬として分類され、砒石の効能は「蝕瘡に外用し、腐を祛る。内服は痰を劫す。喘を平す」（『中薬学』）とある。

　砒石は、酸化物類鉱物の砒華 Arsenolite である。

354　芒硝 (ぼうしょう)

〔原文〕芒硝、辛鹹苦寒。燥を潤す。堅を軟す。腸胃の実熱を蕩滌する。

〔解説〕芒硝は、『名医別録』には「五臓積聚、久熱、胃閉を主る。邪気を除き、留血、腹中痰実結搏を破り、經脈を通じ、大小便及び月水を利し、五淋を破り、陳を推して新しきを致す」とある。

芒硝は、含水硫酸ナトリウムである。

355 赤石脂 (しゃくせきし)

〔原文〕赤石脂、甘酸辛温。大小腸を固む。血を止む。

〔解説〕赤石脂は、赤石脂禹余糧湯、桃花湯などに配合される。『名医別録』には「心気を養うを主る、目を明らかにす。精を益し、腹痛、泄澼、下痢赤白、小便利、及び癰疽瘡痔、女子崩中漏下、産難、胞衣出でざるを療す」とある。

赤石脂は、酸化第二鉄 Fe_2O_3 を多量に含む雲母源の粘土塊。カオリナイト $Al_2O_3 \cdot 2SiO2 \cdot 4H2O$ を主成分とする。

356 硇砂 (どうしゃ)

〔原文〕硇砂、鹹苦辛熱。毒あり。瘀血を破る。癥瘕を消す。噎膈を治す。

〔解説〕硇砂は、塩化アンモニウムの結晶である。

357 玄明粉 (げんめいふん)

〔原文〕玄明粉、辛甘冷。熱を瀉す。堅を軟す。燥を潤す。結を破る。腫を消す。目を明らかにす。

〔解説〕玄明粉は、芒硝とほぼ同じものである。

玄明粉は、芒硝を風化、乾燥させて得られる無水硫酸ナトリウム（Na_2So_4）である。芒硝は含水硫酸ナトリウム（$Na_2So_4 \cdot 10H2O$）である。

358 無名異 (むみょうい)

〔原文〕無名異、甘平。金瘡、折傷を治す。疼を止む。肌を生ず。

〔解説〕無名異は、『本草備要』には「金瘡、折傷、癰疽、腫毒を治す。痛を止む。肌を生ず」とある。

無名異は、軟マンガン鉱である。

359　礞石 （もうせき）

〔原文〕礞石、甘鹹平。毒あり。気を下す。痰を劫す。驚を利す。

〔解説〕礞石は、現代中国では、化痰薬として分類され、礞石の効能は「気を下す。痰を消す。肝を平にす。驚を鎮める」（『中薬学』）とある。

　礞石には青礞石と金礞石の2種類があり、青礞石は緑泥石 chlorite に曹長石 albite を混ぜた緑泥片岩 Chlorite-schist、金礞石は雲母と石英に深黄色泥を挟雑した雲母片岩 Mica-schist である。一般に前者を多く用いる。

360　花蕊石 （かずいせき）

〔原文〕花蕊石、酸濇平。血を止む。瘀を化す。水になす。

〔解説〕蕊石は、現代中国では、止血薬として分類され、効能は「血を止む。瘀を化す」（『中薬学』）とある。

　花蕊石は、蛇紋石を含む大理石 Ophicalcite の塊。

361　緑礬 （りょくばん）

〔原文〕緑礬、酸渋。辛寒。風痰を吐す。

〔解説〕緑礬は、「ろうは」melanterite ともいわれ、含水硫酸鉄鉱物（$FeSO_4 \cdot 7H_2O$）である。

362　浮石 （ふせき）

〔原文〕浮石、鹹平。上焦の痰壅を除く。瘻瘤を消す。

〔解説〕浮石は、軽石と同じで、火山砕屑物の一種で、塊状で多孔質のもの。

363　蓬砂 （ほうさ）

〔原文〕蓬砂。甘微鹹涼。上焦の痰壅を除く。津を生ず。口舌咽喉の病

を主る。

（解説）本草的な情報は不詳。『中薬大辞典』に記載はない。

364　戎塩 （じゅうえん）

（原文）戎塩、甘鹹寒。血熱を瀉す。

（解説）戎塩は、『神農本草経』には「目を明らかにし、目痛、益気を主る。肌骨を堅め、毒蟲を去る」とある。『名医別録』には「心腹痛、尿血、吐血、歯舌血出を主る」とある。戎塩は、中国北西辺境の乾燥地方の塩湖、塩池、土壌から採る食塩である（益富壽之助）。

365　食塩 （しょくえん）

（原文）食塩、鹹甘辛寒。熱を瀉す。燥を潤す。二便を利す。吐を引く。

（解説）食塩は、通常の塩、塩化ナトリウムである。

366　甘爛水 （かんらんすい）

（原文）甘爛水、水性は鹹して重。これを労とす。則ち甘にして軽し。腎気を助けずして脾胃を益す。

（解説）甘爛水は、『本草綱目』には「流水二斗（36L）を大きな器に入れ、杓で千万遍も高く揚げて注ぎ落とすと、ぞろぞろ泡が沸き立つようになる水である」とある。

367　地漿 （ちしょう）

（原文）地漿。甘寒。一切の魚肉菜果及び薬物の毒を解す。

（解説）地漿とは、水に土を入れてかき混ぜてから取り出した上澄みをいう。

368 生熟湯 (せいじゅくとう)

〔原文〕生熟湯、甘平。霍乱、吐瀉を治す。

〔解説〕生熟湯は、汲み立ての水と沸騰した水を一つの器の中に合わせたものをいう。

369 露水 (つゆみず)

〔原文〕露水、甘平。消渇を治す。

〔解説〕露水は、露が集まった水のこと。

370 井泉水 (せいせんすい)

〔原文〕井泉水、甘平。熱悶、煩渇を解す。

〔解説〕井泉水は、井戸の水のこと。

371 熱湯 (ねつゆ)

〔原文〕熱湯、甘平。陽気を助け。経絡を行す。

〔解説〕熱湯は、加熱沸騰した水のこと。

372 臘雪 (ろうせつ)

〔原文〕臘雪、甘寒。湿熱を去る。傷寒、温疫、薬を煎じるに宜し。

〔解説〕臘雪は、師走に降った雪が溶けたもの。

〔用量〕不詳。

373 齏水 (せいすい)

〔原文〕齏水、酸鹹涼。痰飲、宿食を吐す

〔解説〕齏水は、野菜をつけた水。

374　潦水 (りょうすい)

〔原文〕潦水、甘平。脾胃を調す。湿熱を去る。

〔解説〕潦水は、雨が地面に溜まった水のこと。

375　伏龍肝 (ぶくりゅうかん)

〔原文〕伏龍肝、辛温。中を調す。血を止む。湿を去る。腫を消す。嘔吐呃逆を治す。

〔解説〕伏龍肝は、黄土湯 (金匱要略) に配合され、『名医別録』には「婦人崩中、吐血を主る。咳逆を止め。血を止む。癰腫毒気を消す」とある。
　伏龍肝は、竈(かまど)の中の、黄土である。長年にわたって使用した竈の熱された土で、竈を壊す時に取り出して用いる。

376　百草霜 (ひゃくそうそう)

〔原文〕百草霜、辛温。血を止む。積を消す。瘧を截す。

〔解説〕百草霜は、紫や雑草を燃やした後に、かまどや煙突の内部に付着するすす灰のこと。

377　鶏 (にわとり、けい)

〔原文〕鶏、甘温。虚を補う。中を温む。折傷、久瘡及び産難を治す。子、甘平。気を益す。血を補う。肺を清す。心を鎮む。風を去る。屎、苦微寒。鼓脹を治す。冠血、鹹平。中悪、縊死、溺死及び噎塞を治す。

〔解説〕鶏は、キジ科 Phasianidae のニワトリ Gallus gallus domesticus である。

378　夜明砂 (やみょうしゃ)

〔原文〕夜明砂、辛寒。血を活かす。積を消す。目を明らかにす。

〔解説〕夜明砂は、『神農本草経』には「面癰腫、皮膚洗洗時痛、腹中血気を治す。寒熱積聚を破り、驚悸を除く」とある。『名医別録』には「面黒皯を去る」とある。

夜明砂は天鼠屎と同じであり、ヒナコウモリ科 Vespertilionidae のトウヨウヒナコウモリ Vespertilio superans などの糞である。

379 鶩 (ぼく、もく)

〔原文〕鶩、甘平。肝腎を益す。虚労を補う。痰飲を化す。瀉利を止む。

〔解説〕鶩は、鶩肪として『名医別録』に「風虚、寒熱を主る」とある。

鶩は、カモ科 Anatidae のマガモ Anas platyrhynchos var. domesticus である。

380 鳧 (ふ、かも)

〔原文〕鳧、甘涼。中を補う。気を益す。胃を平にす。食を消す。虫を殺す。

〔解説〕鳧は、カモ科 Anatidae のカモ Anas Linnaeus である。

381 五霊脂 (ごれいし)

〔原文〕五霊脂、甘温。血を散ず。血を和す。痛を止む。

〔解説〕五霊脂は、失笑散に配合される。

現代中国では、活血去瘀薬として分類され、五霊脂の効能は「血を活かす、痛を止む。瘀を化す。血を止む」(『中薬学』)とある。

五霊脂は、ムササビ科 Petauristidae の動物 Trogopterus xanthipes MILNE. EDWARDS. などの糞便である。

382 麝香 (じゃこう)

〔原文〕麝香、辛温。経絡を通ず。諸竅を開く。驚癇、諸風、諸気、諸血、

諸痛等の病を治す。

(解説) 麝香は、『神農本草経』には「悪気を辟け、鬼精物、温瘧、蠱毒、癇痙を殺し、三蟲を去り、久しく服せば、邪を除き、夢寤魘寐せず」とある。『名医別録』には「諸の凶邪、鬼気、中悪、心腹暴痛、脹急、痞満、風毒、婦人産難、堕胎を療し、面よう、目中膚翳を去る」とある。

　麝香は、ジャコウジカ科 Musk のジャコウジカ 麝香鹿 *Moschus moschiferus* の牡の下腹部にある麝香腺の分泌物を乾燥したものである。

383　阿膠 (あきょう)

(原文) 阿膠、甘平。血を和す。陰を補う。喘嗽を定む。小腸を利す。

(解説) 阿膠は、『神農本草経』には「心腹内崩、労極洒洒瘧状の如きもの、腰腹痛、四肢酸疼、女子下血を治す。胎を安んず」とある。『名医別録』には「丈夫の少腹痛、虚勞羸痩、陰気不足、脚酸み久しく立つこと能わざるを主る。肝気を養う」とある。

　阿膠は、ウマ科 Equidae のロバ *Equus asinus* の皮から作られる膠である。

384　黄明膠 (おうめいきょう)

(原文) 黄明膠、味功は阿膠と同じ。

(解説) 黄明膠は、ウシの皮から作られる膠である。

385　牛角䚡 (ぎゅうかくさい)

(原文) 牛角䚡、苦温。瘀血を下す。帯下を治す。胆、苦大寒。丸薬可とす。熱を除く。心肝を鎮む。『本草綱目』云う。南星末醸す。陰乾す。驚癇黄疸を治す。肉、甘温。脾を補う。気を益す。腰脚強くす。

(解説) 牛角䚡について、『神農本草経』には「閉血、瘀血、疼痛、女人帯下、下血を下す。髄は中を補い、骨髄を填め、久しく服せば年を増す。膽は丸薬に可とす」とある。『名医別録』には「水牛角は、時氣寒熱頭痛を療す。髄

は、味甘、温、毒無し。五臓を安んじ、三焦を平らにし、骨髄を温め、中を補い、絶を續け、気を益し、洩痢、消渇を止むるを主る。酒を以て之を服す。膽は、味苦、大寒。心腹の熱渇を除き、口焦燥を利し精を益す。心は虚忘を主る。肝は明目を主る。腎は、腎気を補い、精を益すを主る。歯は、小兒牛癎を主る。肉は味甘、平、無毒。消渇を主り、吐泄を止め、中を安んじ、気を益す。脾胃を養う。自ら死する者は良からず。屎は寒。水腫、悪気を主る。門戸著しく壁なる者に塗り用う。之を燔けば、鼠瘻、悪瘡を主る。黄犍牛、烏牡牛の溺は、水腫腹脹脚満を主る。小便を利す」とある。

　牛角䚡は、ウシ科 Bovidae のウシ Bos taurus の角の芯の部分を指す。

386　牛黄 （ごおう）

（原文）牛黄、甘涼。心を清め、熱を解し、痰を利し、癎を治す。

（解説）牛黄は、『神農本草経』には「驚癎寒熱、熱盛狂痓を治す。邪を除き、鬼を逐う」とある。『名医別録』には「小兒百病。諸の癎熱、口開かず、大人の狂癲、又た堕胎を療す」とある。

　牛黄 Gall calculus of Cattle は、牛の胆嚢結石である。

387　犀角 （さいかく）

（原文）犀角、苦酸。鹹寒。心胃の大熱を瀉す。風を去る。痰を利す。毒を解す。血を活かす。肝を鎮む。驚を定む。

（解説）犀角は、『神農本草経』には「百毒蠱注、邪鬼鄣気を治す。鉤吻、鴆羽、蛇毒を殺し、邪を除き、迷惑魘寐せず」とある。『名医別録』には「傷寒、温疫、頭痛、寒熱、諸毒気を療し、駿健となる」とある。

　犀角は、サイ科 Rhinocerotidae のインドサイ Rhinoceros unicornis L.、ジャワサイ Rhinoceros sondaicus Desmarest、スマトラサイ Dicerorhinus sumatrensis Cuvier、クロサイ Diceros bicornis L. などの角である。入手困難であり、水牛角を多めに用いて代用する。

388 羚羊角 (れいようかく)

〔原文〕羚羊角、苦鹹微寒。心肝の邪熱を瀉す。骨間の風毒を除く。筋を舒す。痛を定む。

（解説）羚羊角は、『神農本草経』には「目を明らかにし、気を益し、陰を起こし、悪血注下を去る。蠱毒、悪鬼、不祥を辟け、心気を安んじ、常に魘寐せず」とある。『名医別録』には「傷寒、時気の寒熱、熱が肌膚に在り、温風が毒に注ぎ、骨間に伏在するのを療す。邪気、驚夢、狂越、僻謬、及び食噎不通を除く。久しく服せば、筋骨を強め、軽身を軽くし、陰を起こし、気を益し、丈夫を利す」とある。

羚羊角は、ウシ科 Bovidae のサイガ（オオハナレイヨウ）*Saiga tatarica* L. の角である。

389 鹿茸 (ろくじょう)

〔原文〕鹿茸、甘温。陽を補う。血を養う。髄を填ぐ。痘瘡乾回を治す。角、熱を散ず。血を行す。腫れを消す。肉、甘温。中を補う。気を益す。血脈を通ず。五臓を強くす。

（解説）鹿茸は、腰痛、インポテンツなどに効果がある。鹿茸は、『神農本草経』には「漏下悪血、寒熱驚癇を治す。気を益し、志を強くし、歯を生じて、老いず。角は、治悪瘡癰腫を治す。邪悪気、陰中に在る留血を逐う」とある。『名医別録』には「虚労にて瘧の如き洒洒とするもの、羸痩、四肢酸疼、腰脊痛、小便利、泄精溺血を療し、腹に在る留血を破る、石淋、癰腫、骨中熱疽、癢骨を散じ、胎を安んじ、気を下す。鬼精物を殺す」とある。

鹿茸は、シカ科 Cervidae のシカ 梅花鹿 *Cervus nippon* Temmlnck 及びアカシカ馬鹿 *C. elaphus* L. の雄のまだ角化していない幼角である。

390 蝟皮 (いひ)

〔原文〕蝟皮、苦平。腸風、五痔を治す。

（解説）蝟皮は、『神農本草経』には「五痔陰蝕、下血赤白、五色、血汁止ま

ざるもの、陰腫痛腰背に引くものを治す。酒に煮て之を殺す」とある。『名医別録』には「腹痛、疝積を療す」とある。

蝟皮は、ハリネズミ科 Erinaceidae のハリネズミ 刺蝟 *Erinaceus europaeus* L. やダウリアハリネズミ 短刺蝟 *Hemiechinus dauuricus* Sundevall の皮である。

391　鼠鼠矢 (かそし)

〔原文〕鼠鼠矢、甘微寒。傷寒、勞複を治す。

〔解説〕鼠鼠矢は、『名医別録』の牡鼠の頁にあり、「糞は、微寒、毒無し。小兒癇疾、大腹、時行勞複を主る」とある。

鼠鼠矢は、牡鼠糞と同じであり、ネズミ科 Muridae の褐家鼠 カツカソ *Rattus norvegicus* の糞である。

392　羊肉 (ようにく)

〔原文〕羊肉、甘熱。気血を益す。虚労を補う。

〔解説〕羊は、ウシ科 Bovidae のヒツジ *Ovis aries* である。羊肉は、羊の肉である。

393　虎骨 (ここつ)

〔原文〕虎骨、辛温。風を去る。骨を健やかにす。痺疼を定む。拘攣を緩む。

〔解説〕虎骨は、『名医別録』には「邪悪の気を除くを主る、鬼疰毒を殺す。驚悸を止む。惡瘡鼠瘻を治す」とある。

虎骨は、ネコ科 Felidae のトラ *Panthera tigris* の骨である。

394　獺肝 (だっかん)

〔原文〕獺肝、甘鹹温。肝腎を補う。伝屍を治す。

（解説）獺肝は、『名医別録』には「鬼疰、蠱毒を主る。魚鯁を却げ、久嗽を止むに焼きて之を服す」とある。

　獺肝は、イタチ科 Mustelidae ユーラシアカワウソ *Lutra lutra* の肝臓である。

（注）鯁は、魚の骨がのどにささること。

395　犬肉 （いぬにく）

（原文）犬肉、酸鹹温。脾胃を煖む。

（解説）犬肉は、イヌ科 Canidae のイヌ 犬 *Canis lupus familiaris* の肉である。

396　白馬溺 （はくばでき）

（原文）白馬溺、辛寒。虫を殺す。癥を消す。翻胃を治す。

（解説）白馬溺は、白馬の尿である。

397　兎屎 （とし）

（原文）兎屎、辛平。目を明らかにす。虫を殺す。労瘵を治す。

（解説）兎屎は、兎の糞である。

398　熊胆 （ゆうたん）

（原文）熊胆、苦寒。心を涼す。肝を平す。虫を殺す。熱を退す。目を明らかにす。疸を除く。心痛驚癇を治す。

（解説）　熊胆は、クマ科 Ursidae のツキノワグマ *Selenarctos thibetanus* Cuvier、ヒグマ *Ursus arctos* L. 又はその他近縁動物の胆嚢を乾燥したもの。

399　猪胆 （ちょたん）

（原文）猪胆、苦寒。燥を潤す。目を明らかにす。肝胆の火を瀉す。醋と穀道に灌ぐ。大便秘結を導く。

〔解説〕猪胆は、イノシシ科 Suidae のブタ *Sus scrofa domestica* BRISSON の胆汁。

400　膃肭臍 (おっとせい)

〔原文〕膃肭臍、鹹熱。陽を補う。精を固む。

〔解説〕膃肭臍は、海狗腎（かいくじん）ともいい、アザラシ科 Phocidae のゴマフアザラシ *Phoco vitulina* L. 及びアシカ科 Otariidae のオットセイ *Callorhinus ursinus* L. の睾丸をつけた陰茎。

401　竜骨 (りゅうこつ)

〔原文〕竜骨、甘濇微寒。浮越の気を収む。精を濇す。腸を固む。驚を鎮む。癇を治す。

〔解説〕竜骨は、桂枝加竜骨牡蠣湯や柴胡加竜骨牡蠣湯に配合される。竜骨は、『神農本草経』には「心腹鬼注、精物老魅、欬逆、泄利膿血、女子漏下、癥瘕堅結、小児熱気驚癇を治す」とある。『名医別録』には「心腹煩満、四肢痿枯、汗出、夜臥して自ら驚き、恚怒、伏氣心下に在り、喘息するを得ず、腸癰、内疽陰蝕を療す。汗を止め、小便溺血を縮め、精神を養い、魂魄を定め、五臓を安んず」とある。

　竜骨は、大型の哺乳動物の骨の化石のことである。

402　石龍子 (せきりゅうし)

〔原文〕石龍子、鹹寒。小毒有り。五癃、諸瘻、労瘵を治す。

〔解説〕石龍子は、『神農本草経』には「五癃邪結気を治す。石淋、下血を破り、小便水道を利す」とある。

　石龍子は、トカゲ科 Scincidae のアオスジトカゲ *Plestiodon elegans* である。

403　蛇蛻 (じゃぜい)

（原文）蛇蛻、甘鹹平。風毒を散ず。喉痺木舌を治す。

（解説）蛇蛻は、『神農本草経』には「小兒百二十種驚癇、瘈瘲癲疾、寒熱腸痔、蟲毒蛇癇を治す」とある。『名医別録』には「頭を搖らし、大人の五邪、言語僻越し、悪瘡、嘔咳、明目を主る」とある。

　蛇蛻は、ヘビ科 Colubridae のサキシマスジオ *Elaphe taeniurus* Cope、シュウダ *Elaphe carinat* Gunther、烏風蛇 *Zaocys dhummnades* Cantour などのヘビの抜け殻である。

404　綾鯉甲 (りょうりこう) 〔穿山甲 (せんざんこう)〕

（原文）綾鯉甲、鹹寒。経絡を通ず。癥を潰す。膿を排す。乳を下す。

（解説）綾鯉甲は、『名医別録』には「五邪、驚啼、悲傷を主る。之を燒きて灰を作る。酒或は水を以て方寸匕で和す。蟻瘻を療す」とある。

　綾鯉甲は、穿山甲と同じであり、センザンコウ科 Munidae のセンザンコウ 穿山甲 *Manis Pentadactyla* である。

405　蝮蛇 (ふくじゃ)

（原文）蝮蛇、甘温、毒有り。諸の悪瘡、五痔、瘰癧、及び半身枯死、手足頑痺等、臓腑間の重い疾を治す。

（解説）蝮蛇は、『名医別録』には「䘌瘡を主る。肉は、釀って酒を作り、癩疾、諸瘻、心腹痛、下結気を治す。蠱毒を除く」とある。

　蝮蛇は、クサリヘビ科 Viperidae のタイワンハブ *Protobothrops mucrosquamatus* である。

406　蚺蛇膽 (せんじゃたん)

（原文）蚺蛇膽、甘苦涼。疳を治す。目を明らかにす。虫を殺す。

（解説）蚺蛇膽は、『名医別録』には「心腹䘌痛、下部䘌瘡、目腫痛を主る」

とある。

　蚺蛇膽は、ニシキヘビ科 Pythonidae のアミメニシキヘビ *Python reticulatus* である。

407　白花蛇 (びゃっかだ)

〔原文〕白花蛇、甘鹹温。骨を透す。風を捜す。驚を定む。搐搦を治す。

〔解説〕白花蛇には大小の 2 種がある。大型のもの (蘄蛇) はクサリヘビ科 Viperidae のヒャッポダ *Agkistrodon acutus* GUNTHER の内臓を除去して乾燥したものであり、小型のもの (金銭白花蛇) はコブラ科 Elapidae のアマガサヘビ *Bungarus multicinctus* BLYTH. の幼蛇から内臓を除去して乾燥したもの。

408　烏蛇 (うだ)

〔原文〕烏蛇、味功は白花蛇と同じ。

〔解説〕烏蛇は烏梢蛇ともいい、ナミヘビ科 Colubridae の *Zaocys dhumnades* CANTOR の内臓を除去して乾燥したもの。

409　蛤蚧 (ごうかい)

〔原文〕蛤蚧、鹹平。小毒有り。肺を補う。腎を潤す。喘を定む。喀血を止む。陽道を助く。

〔解説〕蛤蚧は、ヤモリ科 Gekkonidae のオオヤモリ *Gekko gecko* L. の内臓を除去して乾燥したもの。

410　鯉魚 (りぎょ)

〔原文〕鯉魚、甘平。水気を下す。乳汁を通ず。翻胃を治す。

〔解説〕鯉魚は、『神農本草経』には「鯉魚胆、味は苦、寒。池沢に生ず。目熱赤痛、青盲を治す。目を明らかにし、久しく服せば、強悍して、志気を益

す」とある。『名医別録』には「鯉魚膽、毒無し。肉は味甘。咳逆上気、黄膽主る、渇を止む。生は、水腫脚満主る、気を下す。骨は女子の赤白の帯下を主る。歯は、石淋を主る」とある。

　鯉は、コイ科 Cyprinidae のコイ　鯉 *Cyprinus carpio* であり、鯉魚胆は鯉の胆嚢である。

411　海螵蛸 <small>（かいひょうしょう）</small>

（原文） 海螵蛸、鹹温。血脈を通ず。風湿を去る。

（解説） 海螵蛸は、『神農本草経』には「女子漏下、赤白經汁、血閉、陰蝕腫痛、寒熱癥瘕、無子を治す」とある。『名医別録』には「腹痛臍を環り、陰は寒に中り腫れ、人をして子有らしむ、又瘡膿汁多く燥かざるを止め、肉は味酸、平。気を益し志を強くするを主る」とある。

　海螵蛸は、烏賊魚骨ともいい、コウイカ科 Sepiidae のコウイカ *Sepia esculenta* Hoyle の甲である。

412　鯽魚 <small>（そくぎょ）</small>

（原文） 鯽魚、甘温。胃を和す。腸を実す。水を行す。生にて擣き、瘑瘡癧瘡に塗れば、甚だ良い。

（解説） 鯽魚は、鮒、鯽、フナともいい、コイ科 Cyprinidae のフナ属 *Carassius* の魚である。

413　鰻鱺 <small>（まんれい）</small>

（原文） 鰻鱺、甘平。風を去る。虫を殺す。労瘵を治す。

（解説） 鰻鱺は、『名医別録』に「五痔、瘡瘻を主る。諸蟲を殺す」とある。

　鰻鱺は、ウナギ科 Anguillidae のニホンウナギ　日本鰻 *Anguilla japonica* である。

414 　亀板 （きばん）

〔原文〕亀板、甘平。小毒有り。陰を補う。血を益す。五痔、脱肛、陰瘡を治す。

〔解説〕亀板は、現代中国では、滋陰薬として分類され、効能は「陰を滋む。陽を潜す。腎を益す。骨を健かにす。血を養う。心を補う」(『中薬学』)とある。

　亀板は、イシガメ科 Testudinidae のクサガメ Chinemys reevesii GRAY などの腹甲。

415 　牡蛎 （ぼれい）

〔原文〕牡蛎、鹹寒。堅を軟す。痰を化す。脱を収む。汗を斂す。水を行す。

〔解説〕牡蛎は、『神農本草経』には「傷寒寒熱、温瘧洒洒、驚恚怒気を治す。拘緩鼠瘻、女子帯下赤白を除く。久しく服せば、骨節を強め、邪鬼を殺し、年を延ぶ」とある。『名医別録』には「関節、栄衛に在る留熱、去來不定の虚熱、煩満を除く。汗、心痛気結を止め、渇を止め、老血を除き、大小腸を濇り、大小便を止め、泄精、喉痺、咳嗽、心脅下痞熱を治す」とある。

　牡蛎は、イタボガキ科 Osteridae のイタボガキ Ostrea rivularis GOULD、マガキ Crassostrea gigas THUNB.、その他同属動物の貝殻。

416 　鼈甲 （べっこう）　〔別甲 （べっこう）〕

〔原文〕鼈甲、鹹平。陰を補う。熱を退す。痃癖、骨蒸を治す。

〔解説〕鼈甲は、鼈甲煎丸、升麻鼈甲湯に配合される。鼈甲は、『神農本草経』には「心腹癥瘕、堅積寒熱を治す。痔息肉、陰蝕痔悪肉を去る」とある。『名医別録』には「温瘧、血瘕、腰痛、小児脅下堅を療す」とある。

　別甲は、スッポン科 Trionychidae のシナスッポン Trionyx sinensis Wiegmann の背甲である。

417　蟹（かに）

（原文）蟹、鹹寒。血を散ず。筋骨を続く。又、漆瘡に塗るに良し。

（解説）蟹は、『神農本草経』には「胸中邪気、熱結痛、喎僻面腫、敗漆を治す」とある。『名医別録』には「結を解し血を散ずる、漆瘡を愈し、筋を養い気を益う」とある。

　蟹は、イワガニ科 Grapsidae のシナモズクガニ、チュウゴクモクズガニ *Eriocheir sinensis* H. Milne-Edwards である。

418　鰕（えび）

（原文）鰕、甘温。痘瘡を托す。乳汁を下す。風痰を吐す。

（解説）鰕は、いわゆる食用の海老である。

419　瓦楞子（がりょうし）

（原文）瓦楞子、甘平。血塊を消す。痰積を散ず。

（解説）瓦楞子は、フネガイ科 Arcidae の *Arca inflata* REEVE、*A. subcrenata* LISCHKE などの貝殻。

420　石決明（せきけつめい）

（原文）石決明、鹹平。風熱を瀉す。青盲内障を治す。

（解説）石決明は、『名医別録』には「目障翳痛、青盲を主る。久しく服すれば精を益し、身を軽くす」とある。

　石決明は、アワビ科 Haliotidae のアワビ *Haliotis diversicolor* Reeve の貝殻である。

421　田螺（でんら）

（原文）田螺、甘寒。湿熱を去る。渇を止む。大小便を利す。

（解説）田螺は、『名医別録』には田中螺汁として記載があり「田中螺汁、大

寒。目熱赤痛、止渇を主る」とある。

田螺は、タニシ科 Viviparidae の巻貝、タニシ 田螺である。

422 真珠 (しんじゅ)

〔原文〕真珠、甘鹹寒。熱を瀉す。驚を定む。心を鎮む。目翳を去る。疔腫を治す。結毒を除く。

〔解説〕真珠は、『本草備要』には「驚熱、痘疔を治す。死胎胞衣を下す」とある。

真珠は、貝の体内で生成される球状をした石状のものである。

423 蜂蜜 (ほうみつ)

〔原文〕蜂蜜、甘平。脾を養う。煩を除く。急を緩む。毒を解す。百薬を和す。蜜蝋、甘微温。下利、膿血、及び尿床を治す。

〔解説〕蜂蜜は、『神農本草経』には「心腹邪気、諸驚癇痙を治す。五臓、諸不足を安んじ、気を益し、中を補い、痛みを止めて毒を解す。衆病を除き、百薬を和す」とある。『名医別録』には「脾気を養い、心煩、食飲不下さるを除き、腸澼、肌中の疼痛、口瘡を止め、耳目を明らかにす」とある。蜜蝋は『神農本草経』には「下利膿血を治す。中を補い、絶傷金創を続き、気を益し、飢えず、老に耐ゆ」とある。

蜂蜜は、石蜜ともいい、ハチミツ Honey のことである。ミツバチ科 Apidae のトウヨウミツバチ Apis cerana の巣から採取した蜜のこと。臘蜜は、蜜蝋であり、ミツバチ科 Apidae のトウヨウミツバチ Apis cerana の巣を構成する蝋である。

424 桑螵蛸 (そうひょうしょう)

〔原文〕桑螵蛸、甘平。精を益す。腎を固む。

〔解説〕桑螵蛸は、『神農本草経』には「傷中、疝瘕陰痿、精を益し、子を生ず。女子血閉腰痛を治す。五淋を通じ、小便水道を利す」とある。『名医別

録』には「男子虚損、五臓の気微、夢寐失精、遺溺を療す」とある。

　桑螵蛸は、カマキリ科 Mantidae のオオカマキリ *Paratenodera sinensis* de Saussure、ハラビロカマキリ *Hierodula patellifera* Serv.、コカマキリ *Statilia maculata* Thunb.、ウスバカマキリ *Mantis religiosa* L. の卵囊である。

425　露蜂房 （ろほうぼう）

〔原文〕露蜂房、甘平。毒有り。虫を殺す。毒を解す。陰を益す。尿を固む、牙疼を治す。

〔解説〕露蜂房は『神農本草経』には「驚癇瘛瘲、寒熱邪気癲疾、鬼精蠱毒、腸痔を治す」とある。『名医別録』には「蜂毒、毒腫を療す」とある。

　露蜂房は、スズメバチ科 Vespidae のキホシアシナガバチ *Polistes mandarinus* Saussure の巣である。

426　白僵蚕 （びゃくきょうさん）

〔原文〕白僵蚕、辛鹹温。風を去る。痰を化す。結を散ず。経を行す。小児驚癇を治す。

〔解説〕白僵蚕は、『神農本草経』には「小児驚癇。夜啼を治す。三虫を去り、黒皯を滅じ、人をして面色を好からしむ、男子陰瘍病を治す」とある。『名医別録』には「女子崩中赤白、産後の餘痛を主る。諸瘡瘢痕を滅ず」とある。

　白彊蚕は、白僵蚕、僵蚕ともいい、カイコガ科 Bombycidae のカイコガ家蚕蛾 *Bombyx mori* L. の幼虫のカイコの病死したものである。

427　蝉退 （せんたい）

〔原文〕蝉退、甘寒。風熱を除く。目翳を退く。皮膚搔痒を治す。

〔解説〕蝉退は、現代中国では、解表薬として分類され、効能は「風熱を疏す。疹を透す。目を明らかにす。翳を退く。風を熄す。痙を止む」（『中薬学』）とある。

　セミ科 Cicadidae のクマゼミの仲間である *Cryptotympana atrata* FABR.

をはじめとする大型セミ類の羽化後の抜け殻。

428　虻虫 (ぼうちゅう)

〔原文〕虻虫、苦平。毒あり。瘀血を下す。眼赤疼痛を治す。

〔解説〕虻虫は、駆瘀血作用があり、『神農本草経』には「瘀血を逐い、下血積堅痞、癥瘕寒熱を破り、血脉及九竅を通利す」とある。『名医別録』には「女子の月水不通、積聚を主る。賊血の心腹五臓者に在るもの、及び喉痺結塞を除く」とある。

　虻虫は、蜚䖟ともいい、アブ科 Tabanidae の昆虫、ウシアブと同属の複帯虻 *Tabanus bivittatus* Matsumura の成虫である。

429　斑蝥 (はんみょう)

〔原文〕斑蝥、辛寒。毒有り。内に用うれば石淋を破る。外に用うれば瘰癧、疔毒を抜く。

〔解説〕斑蝥は、『神農本草経』には「寒熱鬼注蠱毒、鼠瘻悪瘡疽蝕、死肌を治す。石癃を破る」とある。『名医別録』には「疥癬、血積を主る。人肌を傷り、胎を堕す」とある。

　斑蝥は、ツチハンミョウ科 Meloidae のオオヒゲゲンセイ *Mylabris phaberata*（Pallas）やオビゲンセイ *Mylabris cichorii*（L.）の成虫である。

430　蜈蚣 (ごしょう)

〔原文〕蜈蚣、辛温。毒有り。風を去る。瘀を消す。蛇傷を治す。

〔解説〕蜈蚣は、『神農本草経』には「鬼注蠱毒、噉諸蛇、虫魚毒を治す。鬼物老精、温瘧を殺す。三蟲を去る」とある。『名医別録』には「心腹寒熱結聚、堕胎を療し、悪血を去る」とある。

　蜈蚣は、呉公と同じである。蜈蚣は、オオムカデ科 Scolopendridae のトビズムカデ *Scolopendra subspinipes multidens* L. Koch の全体である。

431　蝦蟆 (がま)

（原文）蝦蟆、辛涼。微毒。熱を退す。疳虫を殺す。

（解説）蝦蟆は、『神農本草経』には「邪気を治す。癥堅血、癰腫陰瘡を破り、之を服せば、熱病を患わず」とある。『名医別録』には「陰蝕、疽癘悪瘡、猟犬傷瘡を療す。能く玉石を合す」とある。

　蝦蟆は、ヒキガエル科 Bufonidae のアジアヒキガエル *Bufo gargarizans* Cantor やヘリグロヒキガエル *Bufo melanostictus* Schneider などである。

432　蟾酥 (せんそ)

（原文）蟾酥は、辛苦熱。毒有り。疳を治す。鼓を消す。疔毒を解す。経絡を通ず。

（解説）蟾酥は、現代中国では、外用薬として分類され、効能は「毒を解す。腫を消す。、止痛を止む。竅を開く」（『中薬学』）とある。

　蟾酥は、ヒキガエル科 Bufonidae のアジアヒキガエル *Bufo gargarizans* Cantor、ヘリグロヒキガエル *B. melanostictus* Schneider などの耳後腺および皮膚腺から分泌される白色漿液を加工し乾燥したもの。

433　蠐螬 (せいそう)

（原文）蠐螬、鹹微温。毒有り。悪血、血瘀、痺気を主る。

（解説）蠐螬は、『神農本草経』には「悪血、血瘀、痺気を治す。折血、脇下に堅満痛在るもの、月閉、目中淫膚、青翳白膜を破る」とある。『名医別録』には「胸腹に在る吐血不去らざるもの、及び破骨蹉折、血結、金瘡内塞、産後中寒を療し、乳汁を下す」とある。

　蠐螬は、コガネムシ科 Scarabaeidae のチョウセンクロコガネ *Holotrichia diomphalia* Bates の幼虫である。

434　䗪虫 (しゃちゅう)

（原文）䗪虫、鹹寒。毒有り。血積癥瘕を破る。経閉寒熱を治す。

〔解説〕䗪虫は、大黄䗪虫丸などに配合される。䗪虫は、『神農本草経』には「心腹寒熱洗洗、血積癥瘕を治す。堅を破り、血閉を下す。子を生ずるに大いに良し」とある。

　䗪虫は、ゴキブリ科 Blattidae のシナゴキブリ *Eupolyphaga sinensis* Walker、サツマゴキブリ *Opisthoplatia orientalis* Burmeister などの成虫である。

435　蚯蚓 (きゅういん)

〔原文〕蚯蚓、鹹寒。熱を清す。水を利す。

〔解説〕蚯蚓は、補陽還五湯に配合される。『神農本草経』には「蛇瘕を治す。三蟲、伏尸、鬼注、蠱毒を去る。長虫を殺す」とある。『名医別録』には「傷寒伏熱、狂謬、大腹、黄疸を療す」とある。

　蚯蚓は、白頸蚯蚓ともいい地竜と同じであり、フトミミズ科 Megascolecidae の *Pheretina asiatica* Michaelson、あるいはツリミミズ科 Lumbricidae のカッショクツリミミズ *Allolobophora caliginosa* の全体である。

436　水蛭 (すいてつ、すいしつ)

〔原文〕水蛭、鹹寒。毒有り。悪血を逐う。積聚を破る。水道を利す。

〔解説〕水蛭は、『神農本草経』には「悪血、瘀血、月閉を治す。血瘕積聚、無子を破る。水道を利す」とある。『名医別録』には「堕胎す」とある。

　水蛭は、ヒルド科 Hirudidae のウマビル *Whitmania pigra* Whitman、チャイロビル *W. acranulata* Whitman、チスイビル　水蛭 *Hirudo nipponia* Whitman の全体である。

437　蠍 (かつ、さそり)

〔原文〕蠍、辛甘平。毒有り。諸風驚癇を治す。

〔解説〕蠍は、全蝎ともいい、トクササソリ科 Buthidae のキョクトウサソリ *Buthus martensi* KARSCH を食塩水に入れて乾燥したもの。

438 五倍子 (ごばいし)

〔原文〕五倍子、酸鹹濇寒。肺を斂す。火を降す。津を生ず。痰を化す。

〔解説〕五倍子は、現代中国では、収渋薬として分類され、効能は「肺を斂す。火を降す。精を渋る。尿を縮す。汗を斂す。津を生じ、渋を固め、血を止む」(『中薬学』)とある。

　ウルシ科 Anacardiaceae のヌルデ Rhus javanica L. などの葉に、アブラムシ科 Aphididae のヌルデシロアブラムシ Melaphis chinensis BELL. などが寄生することにより形成される虫癭を熱湯に浸したのち乾燥したもの。

439 百薬煎 (ひゃくやくせん)

〔原文〕百薬煎、酸鹹甘平。肺を清す。痰を化す。熱を解す。久利脱肛を治す。

〔解説〕百薬煎は、五倍子を一定の方法によって醸したものを指す。

440 髪髢 (はつひ)

〔原文〕髪髢、苦平。陰を補う。瘀を消す。諸血証を治す。

〔解説〕髪髢は、『神農本草経』には「五癃、関格、小便するを得ざるを治す。水道を利し、小児癇大人痙を療し、仍ち、自ら還れば神化す」とある。『名医別録』には「鶏子黄と合せ之を煎じて、消かして水となし、小児驚熱を療す」とある。

　髪髢は、人の髪の毛である。髪髢と同じものである。『本草綱目』には、剪鬄（せんてい）して、下した髪である、としている。『意釈神農本草経』では、人の頭髪を焼いて炭にしたものであるとしている。

441 乳汁 (にゅうじゅう)

〔原文〕乳汁、甘鹹平。五臓を潤す。血液を補う。消渇、噎膈を治す。

〔解説〕乳汁は、『名医別録』には「五臓を補を主る。人をして肥白、悦澤せ

しむ」とある。

　婦人の乳汁である。『本草綱目』には、初産の男児を生んだ無病の婦人の乳の白く粘稠のものがよいとされる。

442　童便 <small>（どうべん）</small>

〔原文〕童便、鹹寒。能く肺火を引く。下へ行く。陰を滋す。痰を清す。吐衄血を治す。

〔解説〕童便は、『名医別録』には「人溺（尿）は、寒熱、頭痛、温気を治す。童の男は、尤も良し」とある。

　童便は、小児の尿である。

443　天霊蓋 <small>（てんれいがい）</small>

〔原文〕天霊蓋、鹹平。肺痿、骨蒸、疳瘡を治す。

〔解説〕天霊蓋は、人の頭蓋骨である。

444　人胞 <small>（じんほう）</small>

〔原文〕人胞、甘鹹温。大いに気血を補う。虚労を治す。

〔解説〕人胞は、紫河車ともいい、人の胎盤である。

445　人胆 <small>（じんたん）</small>

〔原文〕人胆、苦涼。毒有り。尸久瘧および噎食下さざるを治す。

〔解説〕人の胆嚢である。

446　糞清 <small>（ふんせい）</small>

〔原文〕糞清、苦大寒。天行、熱毒及び中毒、蕈毒、痘瘡、癰腫を主る。痘毒、眼に入れば、これを灌ずるに甚だしく効く。

〔解説〕人の大便の汁である。

参考文献

多紀元簡著『薬性提要』慶元堂　1804

多紀元簡著『薬性提要』中国、中医薬出版社　2016

山本高明著『訂補薬性提要』盛文堂、1984

小曽戸洋著『日本漢方典籍辞典』大修館書店　1999

凌一揆主編　『中薬学』上海科学技術出版社　1989

唐慎微編著『経史證類大觀本草』台湾、国立中国医薬研究所出版　中華民国 75 年

唐慎微編著『経史證類大觀本草』広川書店　1970

唐慎微編著『政和経史證類備用本草』台湾、南天書局　中華民国 65 年

陶弘景著、小島尚真、森立之重輯『本草経集注』横田書店　1972

岡西為人著『重輯新修本草』台湾、国立中国医薬研究所出版　中華民国 71 年

陶弘景著、尚志鈞輯校『名医別録』中国、人民衛生出版社　1986

陶弘景著、那琦 , 謝文全重輯

　『重輯名醫別録』台湾、中國醫薬學院中國藥學研究所　1977

岡西為人著『本草概説』創元社　1977

蘇 敬著、尚志鈞輯校『唐・新修本草』中国、安徽科学技術出版社　1981

森立之編『神農本草経』　名著出版　1981

李時珍著、白井光太郎監修校注『国訳本草綱目』春陽堂　1979

李時珍著『本草綱目』中国、人民衛生出版社　1982

唐慎微編著『証類本草』中国、中国医薬科技出版社　2011

唐慎微編著、尚志鈞点校『大観本草』中国、安徽科学技術出版社　2004

中山医学院編『漢薬の臨床応用』医歯薬出版　1992

神戸中医学研究会編著『中医臨床のための中薬学』医歯薬出版　1992

日本漢方協会学術部編『傷寒論雑病論』東洋学術出版社　1986

荒木性次著『新古方薬嚢』方術信和会　1989

創医会学術部編『漢方用語大辞典』燎原　1991

西山英雄著『漢方医語辞典』創元社　1976

江蘇新医学院編『中薬大辞典』上海科学技術出版社、小学館　1985

蕭培根主編『中国本草図録』商務印書館、人民衛生出版社、中央公論社　1993

諸橋轍次著『大漢和辞典』大修館書店　1971

森由雄編『神農本草経解説』源草社　2011

森由雄編『名医別録解説』源草社　2018

索　　引

索　引

編著者プロフィール

森　由雄 (もり よしお)

1956 年生まれ
1981 年　横浜市立大学医学部卒業
1983 年　横浜市立大学医学部内科学第 2 講座入局
1988 年　横浜市立大学医学部病理学第 2 講座研究生（〜 1991 年）
1991 年　森クリニック開業（横浜市金沢区）
1998 年　東京大学大学院医学系研究科生体防御機能学講座特別研究生（〜 2003 年）
2000 年　医学博士（横浜市立大学）
2007 年　横浜市立大学医学部非常勤講師（〜 2013 年）
2016 年　横浜薬科大学客員教授

主な著書
『症例から学ぶ傷寒論講義』たにぐち書店　2004 年
『漢方処方のしくみと服薬指導』南山堂　2006 年
『入門傷寒論』南山堂　2007 年
『入門金匱要略』南山堂　2010 年
『臨床医のための漢方診療ハンドブック』日経メディカル開発　2010 年
『初学者のための漢方入門』源草社　2010 年
『神農本草経解説』源草社　2011 年
『ひと目でわかる方剤学』南山堂　2014 年
『浅田宗伯・漢方内科　橘窓書影解説』燎原　2015 年
『すぐ探せる！ 漢方エキス剤処方ハンドブック』日経メディカル開発　2016 年
『名医別録解説』源草社　2018 年
『文庫・傷寒論』源草社　2018 年

てい ほ やくせいていようかいせつ
訂補薬性提要解説

2020 年 3 月 1 日　第一刷発行

編著者　森　由雄

発行人　吉田幹治

発行所　有限会社 源草社

東京都千代田区神田神保町 1-19 ベラージュおとわ 2F 〒 101-0051

TEL：03-5282-3540　FAX：03-5282-3541

URL：http://gensosha.net/　e-mail：info@gensosha.net

印刷：富士リプロ株式会社

乱丁・落丁本はお取り替えいたします。

©Yoshio Mori, 2020 Printed in Japan ISBN978-4-907892-25-8　C3047